統合失調症の個人面接ガイドブック

Ikebuchi Emi
池淵恵美

Ψ
金剛出版

この本を手に取ってくださった方に

統合失調症の治療というと、「薬物療法ガイドラインに沿って投薬し、精神症状が改善したら、障害者の社会福祉制度を利用して就学や就労などの社会参加を進める」というイメージでしょうか。

筆者が研修医だった一九七〇年代後半は、家族の受け入れがないままに長く精神科病院に入院している人が全国にあふれ、定型抗精神病薬の影響で錐体外路症状や表情の乏しさが目立って、見るからに病気と見える人たちが多く、せめてもとケースワーカーと一緒に病院の近くに受け入れてくれるアパートを探したり、入院していたことを隠して職場を探したりしていました。そして多くの人は厳しい現実にぶつかって再発し、病院に戻ってきたのでした。そのころのことを思うと、今は薬物療法が格段に良くなってリカバリーしやすくなっているし、大企業でも障害者を雇ってくれるようになりました。かつては考えられなかったことです。統合失調症ということを表明して本を書いたり、マスメディアに出演する人も出てきていますし、当事者の会や家族会も元気になっています。

しかし筆者は、まだまだ十分よくならない人がたくさんいるし、学校や職場での支援が必要ない人は一握りであることを感じていました。その臨床現場の実感を裏付けたのがいくつかの長期予後研究で、筆者はそれらをレビューして、この百年間を振り返ってみると、医学的にも社会的にもリカバリーしているといえる人（客観的リカバリー）の割合は平均して十数パーセントであり、大きく変わっていないことがわかりました。[*1] 近年はパーソナルリカバリーといって、当事者が障害の有無にかかわらず、人生をその人なりに満足して生きていけることを重視するようになっていて、障害者の権利擁護やスティグマの軽減が功を奏していると思いますが、そうはいっても客観的リカバリーがその礎になることは言うまでもありません。

統合失調症は、もともとの神経脆弱性があり、社会生活に苦手感を持ちつつ成長した人が、親の擁護から離れて、一個の個体としての価値観や生き方を見つけていく思春期から青年期にかけて、ストレスにさらされて発症すると考えられています。もともとの社会生活の不器用さが、発症によるダメージによってさらに増悪して、社会参加が困難になります。今の私たちの支援は、早期からの治療開始によって、疾患によるダメージを少なくし、社会制度の工夫によってなるべく本来の社会生活に戻れるように支援し、徐々にリカバリーしていくことを支えていく戦略ですが、もともとの脆弱性や生きづらさは改善が難しく、またまだ再発するケースも多いために、先ほど述べたように、ここ百年で大きな改善がないという残念な結果となってしまっています。まだ私たちは、統合失調症そのものを治癒させるまでにはいたっていないのです。

その中で、少しでも当事者としての生き方を見出し、自分自身の価値観によって生きていくことを応援することは、薬物療法と社会支援を超えた価値のある試みであり、個人面接の中でそれは行われると筆者は考えています。個人面接というと、二〇世紀半ばに活発に試みられた、精神分析理論や対人関係理論に基づく精神療法を思い浮かべる方もいるかもしれませんが、残念ながらその試みの効果は実証されないままになってしまいました。筆者が試みているのは、個人面接の中で、リアルワールドで生きていくことを当事者との協働作業で模索し、建設的なその人らしい価値意識を醸成しつつ、それに沿って社会生活をステップアップしていくための多職種協働チームによる支援です。そのためには基本的な個人精神療法とは少し違う考え方や技術に基づく個人面接が求められています。これまでの筆者の経験から、そうした個人面接についてまとめたのが本書です。多くの若い支援者にとって何らかの学びがあり、統合失調症の人たちの人生がより豊かになるように支援していただくことが、筆者の希望です。本書を手に取ってくださった方に、何らかの新しい視野が開けることを祈念しています。

美しい欅の新緑に囲まれて。

二〇二三年四月　池淵恵美

統合失調症の個人面接ガイドブック

目次

第2章 初診時や初診後間もない頃の面接…33

第3章 外来で急性期を乗り切る…65

第4章 入院時の面接…89

第5章 リハビリテーション期の面接――社会参加を目指して…107

第6章　維持期の面接……141

第7章 面接で困難を感じる場合…167

第1章　基本となる考え方

1 統合失調症の治療・支援にどうかかわるか

特定の疾患に対する知識の全体や治療観は、その後の治療に大きな影響を与える。「統合失調症」と聞いたときにイメージされるものは何だろうか。

筆者は、人生の早い段階で統合失調症という困難を抱えざるを得なかった人たちに対して、それぞれの人生を取り戻してもらえるように支援している。そこには年余にわたる支援関係を築いていくことや、生活全般に困難がもたらされるために、しばしば治療チームでかかわる必要があることや、再発が起こりやすいために困難がより大きくなることがあるなど、その支援が平たんな道ではないということも含まれている。統合失調症を発症する人の中には、もともと他者とかかわることが苦手で、社会の隅に自分の居場所があると感じている人がいる。そうした人が社会の本流の中で活躍できるようになることは難しいかもしれないが、生きづらさを少しでも軽減できればと思う。そして幻覚や妄想を持つ人たちを対岸の人ととらえるのではなく、同じような人生の夢や希望を持っている人たちととらえようとする。[*1]

一方で、独特の思考障害や生活のスタイルから、たとえ薬物療法で幻覚や妄想が改善したとしても、「別枠」の人生を送ることになるだろうと、悲観的に考える治療者もいるだろう。筆者は、多くの統合失調症の人は、たとえそうとは表現しなくても、「別枠」であることの哀しみを感じていると思っている。そしてそうであっても、その人なりの人生の宝物があればよいと考える。むしろ別枠の生き方のほうが人間らしい、とする人たちもいる。そうした治療観は治療者本人が意識しなくても日々の支援の中にしみこんでいく。専門家が悲観的であれば、支援も悲観的な結果になる可能性が高い。楽観的であっても、長い間には思いもかけない出来事があり、必ずしも良い支援結果がもたらされないこともあるが、少なくとも当事者と支援者の間には、より肯定的な関係が構築されるだろう。

2 学問的な基盤

筆者の面接では、生物・心理・社会的（bio-psycho-social）な要因に目配りして、単純な成因論に陥らないようにしている。また、精神科外来での限られた時間の中では、本人の訴えたいことを聞き、そのつらさを分かち合うように努めつつ、当面その場をどう乗り切って、破たんを防ぎ、少しでも生活目標に近づき、その中で苦悩や挫折を軽減していくことを優先する。この場合には、本人が対処スキルを探す支援をすることが目的にかなうし、お互い慣れてくると、比較的短い時間でもこの作業は可能になる。率直に言えば、外来の枠組みや治療病棟や訪問で、時間の制限のある状況では、体系的な精神療法は難しい。キーワードは「そんなときどうするとうまくいくだろうね」である。また、その場の状況／引き起こされる認知や感情／起こした行動とその結果についての分析が実利的であり、実際に役立つ。もちろん初診から始まる情報収集の中で、その人の持つ成育歴や家族背景や生活状況について熟知していることが、この分析の意味を掘り下げていくうえでは必要であるけれども。また筆者には長い外来のつき合いの人もたくさんいて、人生の支援に近くなっているし、例えば結婚など、その人の人生の価値観や機微に触れるテーマも話し合うことがある。

筆者は面接の技法については折衷主義であるが、主に生活臨床と認知行動療法を基盤にしている。それは筆者がトレーニングを受けた環境によるものではあるが、それぞれの治療法の特質による部分も大きい。ビルギット・ヴァツケら[*2]は、ドイツの力動的精神療法が活発に行われている病棟での効果研究にあたって、患者に力動的精神療法もしくは認知行動療法を割り付ける際に、無作為の割り付けを行った場合と、体系的な評価ののちに割り付けた場合とで治療効果を比べているが、力動的精神療法では概括的精神症状重症度と自記式評価によるＱＯＬ評価の精神的健康についての下位尺度において、体系的な割り付け方法の改善度が高かった。一方で認知行動療法では二つの割り付け方法の間に治療効果の違いが見られなかった。この研究結果は示唆に富んでおり、力動的精神療法の特異性と認知行動療法の汎用性を示していると考えられる。

筆者は今から三〇年ほど前にＳＳＴ（social skills training／社会生活スキルトレーニング）に触れ、その後認知行動療法全般を活用するようになった。当初はＳＳＴによって、統合失調症の人にしばしば見られる、拙いまたは偏った対人関係の持ち方を改善し、より適応的な対人技術を提供できると考えたが、ＳＳＴが持つ認知行動療法の特質から、治療関係の持ち方や治療という共同作業の進め方、精神症状のとらえ方などにも大きな影響がもたらされた。ＳＳＴは、開発された一九六〇年代の学問的背景として行動療法の色彩が強かったが、徐々に行動の学習における認知過程や自己コントロールの役割が重視されるようになり、自己効力感や主体的な学習が重視されるようになってきていた。認知行動療法の特質は、支援者と利用者の共同作業の概念やツールが提供され、対処方法を一緒に探しその習得を援助することである。この考え方は、本人の主体性や意欲や認知の力を前提としている。そして実際の効果は、新しい認知・行動の枠組みを、利用者が自分のものとして日常生活で試みることから生まれてくる。

もう一つの認知行動療法の影響は、精神症状に直接介入する技術が提供されたことにある。幻覚や妄想をはじめとする主要な精神症状については脳科学からの解明が進んでいるが、その治療については、まだ生物学的治療には限界がある。そうした中で、認知行動療法による精神症状への介入は、臨床的にも貴重な治療手段となっている。持続的な精神症状とうまく折り合って生活できるコツは、認知行動療法を通して効率的に学ぶことができる。またそうした精神症状の背景にある自己と他者との関係の図式についても、認知療法の技術を用いて一緒に考えていくことができる。さらに安心できる仲間と共に行うロールプレイでは、その仮想空間でリアリティと感情を伴った社会体験が可能であり、実際に生活する場で行われる未来の試みを練習することで、安心感と共に現実を先取りすることができる。

一方で、統合失調症では、その人の人生にかかわる価値観を揺さぶられたときに、再発が引き起こされる。認知行動療法でも、スキーマや生活史から来る深い価値観について取り扱っており、そうしたいわば基底構造が表面にある認知や感情に影響をもたらすと考えられているが、認知行動療法は言ってみれば「平時」の介入戦略である。一方で生活臨床[*3]は、再発という「戦時」の介入戦略を中心に据えて開発された。再発に際しては、ふだんの認識が追いやられて、一気に現実と乖離した体験――すなわち精神病状態へと移行する。この時点では認知行動療法で学習したことの多くが無力になってしまうことが起こる。もちろんそうした精神病体験も、持続したり反復するにつれ、ふだんの認知や感情とのつながりが見えてくるし、「べてるの家」の当事者研究[*4]が示すように、周囲の助けや治療文化があれば、当事者もかなり精神病体験に迫れる可能性がある。生活臨床の面接での生かし方については、項を改めて詳しく述べたい。

認知療法においては、幼少期の頃からの孤独や傷つきやすさなどから、自己についての中核的信念があり、それがしばしば非機能的に働いて症状の形成に関与すると仮定する。「私は人と違っている」「私は人に嫌われる」「自分の内面が人に知られれば嫌われる」などの非機能的思考が知られており、積極的に改変を目指さなくても、同定するだけで、すなわち気づきをもたらすだけで十分効果的である場合が多い。洞察的精神療法とも通じる視点であろう。統合失調症でも、非機能的な信念が認知機能障害と相まって、陰性症状の一部をなしていると考えられている。[*5] 非機能的な信念について、統合失調症の個人面接では掘り下げていかないのが筆者の立場であるが（外来での時間の制約のほかに、こうした体系的な精神療法はしばしば統合失調症の人にとっては負担が大きい）、自閉的な行動について理解することに役立つ。それによって、自分のことをわかってもらえていると感じる人がいる。

キングドンとターキングドン[*6]の認知療法も、生活史を重視し、洞察的精神療法に相通じる介入を行う。個人精神療法の枠組みで実施されるが、その特徴の一つは、精神病症状が出現するに至る生活上の出来事を重視し、症状の意味するものを共感的に理解する点にある。彼らは、「精神障害を発症してしまったら絶望だ」「入院したらもうだめだ」という当事者や家族の考え方が、大きく自己対処能力を損なうことを重視している。精神病症状を発症したことを個人史の体験の中でとらえ、それは非機能的であるかもしれないが共感しうる認識であると受け止め、そのうえで、もう少し別の考え方はないか、一緒に模索するのである。こうした共感に支えられて、障害を持って生きることやその人なりの人生を創造しようとする力が生まれてくる。

個人面接では、一般的に治療者とクライエントの間で起こるさまざまな感情や考えなどを治療者は意識して、それを梃子にして相手を理解し、同時に治療的な方向へと介入を行う。例外はもちろんあるが、統合失調症の人はメタ認知の障害などからそうしたことは苦手であり、面接がかみ合わない、もしくは侵襲的になる可能性がある。改めて詳しく述べるが、筆者が認知行動療法や生活臨床を基盤にしているところから、面接のテーマは面接室の外で起こっていること――筆者はこれを「リアルワールド」と呼び、面接室の中を「アナザーワールド」として区別している――を当事者がどう感じたり行動しているかであり、そこでの暮らしがより充実していくことで、当事者の自尊心や満足感が増して、本人が望む人生へと歩を進められるよう支援することが目的である。そのため、二人の関係は緩やかな好意と信頼を基調としたものとなるように配慮する。権威的ではないが、専門的な知識を持ち、当事者の生き方を尊重しつつ支援する関係である。

3 個人面接の位置づけ

どのような精神疾患であっても、また支援者の専門性が看護や作業療法やケースワークであったとしても、支援者と当事者の一対一の関係が基軸になることは、多くの人が同意されると思う。そこでは「対話」や、のちに述べる共有体験が生まれる。

一対一のかかわりが定期的に安全な空間の中で営まれて、二人の間で当事者の心的世界や、主観的な体験症状（しばしば精神病症状である）が共有される。ふだん当事者が暮らしている市井の営みをリアルワールドとするなら、この二人の世界はアナザーワールドである。狭い意味での個人精神療法では、主にアナザーワールドで繰り広げられる心的世界が舞台となるが、統合失調症のように、自我が脆弱であったり、リアルワールドでの生活に困難があって多くの支援を必要とするときは、アナザーワールドでも、リアルワールドで起こったことが対話の主な題材となるし、心的世界とリアルワールドとがうまくつながるような支援が必要になる。

一対一のかかわりと書いたが、支援者が複数で個人面接に参加することも、また当事者が家族などと一緒に複数で参加することもある。これはリアルワールドを補強していくための協力者である。

統合失調症のリハビリテーションでは、デイケア、地域活動支援センターなど、治療的なプログラムに参加してもらって、そこでの成功体験をふまえてリアルワールドをより安定した豊かなものにしていくことがしばしば行われる。またリアルワールドで行われていることの疑似体験として治療的な集団プログラムをとらえて、支援者と共に具体的な活動や対人関係を共有することで、一対一の個人面接をより具体的・現実的なものとすることができる。当事者の見たり感じたりすることを、支援者の見たり感じたりしたこととつなぐことで、現実検討の苦手な人でも、また自身の感情を表現することが下手な人であっても、リアルワールドをより正確にアナザーワールドに持ち込むことができる。個人精神療法で言われる「共有体験（shared experience）」に相似の現象と筆者は考えている。こうしたデイケアのような場は、リアルワールドとアナザーワールドとの中間地帯であり、個人面接の重要な材料を提供する。

4 個人面接の基本型

筆者は、東大病院精神神経科外来で初期の研修を受けた。歴史的な経緯からそこには精神科病棟がなかったので、デイケアで当事者の集団とのかかわりや社会参加を進める支援の仕方やチーム医療の経験を積んだ（発達障害の子どもたちのためのデイケアと区別するためにデイホスピタルと呼ばれていた）。そのために、当初は生活臨床に基づく個人面接と、さらに生活臨床を拡張して宮内勝[*7]が独自に開発した個人面接を学んだ。生活臨床は主に二〇世紀後半の地方都市に生活する人たちを対象とし、治療者が主導権をもって当事者の生活に介入し、再発を減らしてより良い予後を目指すために開発された技法であり、臺弘[*3]によって行動療法のバックグラウンドが付与された。二一世紀になって私たち市井で暮らす人間の価値観が変わり、精神医療の発展によって治療観や治療技法が変化し、中でも行動療法の領域における認知革命によって、皆に受け入れられる個人面接の形は変化を遂げている。したがって筆者の個人面接のスタイルも、もともとの生活臨床とは違ってきているが、生活の安定や行動を大事にするところに生活臨床の影響がある。

もう一つ筆者の個人面接に特色があるとすれば、前項で述べたデイケアを中間地帯としてリアルワールドを豊かにしていくために、デイケアの人間関係や活動など、当事者と一緒に体験することのできる出来事が面接の題材となることが多く、またほかのスタッフと共同で面接を行うことがたびたびあり、面接を第三者の視点で見ようとするところである[*8・9]。アナザーワールドの境界が強固な技法が一般的には個人精神療法と呼ばれると思うが、筆者の場合はもう少し緩やかだと思う。境界が強固である場合（おそらく自我が強固であることが必要とされる）には、面接が終わるとその世界は閉じられて、次の面接に持ち越される。もちろん全くの別の世界ということはありえないので、リアルワールドへの（もしくはリアルワールドからの）影響は意識していなくても起こることになるが。筆者の場合には、面接で話し合われたことがデイケアで実行されたり、面接後の影響がデイケアスタッフに如実に観察されることも多い。面接の出来・不出来が皆の目に見えやすいのである。実証実験に臨んでいると言えば大げさだが、アナザーワールドは周囲に閉じられているわけではない。

前置きはこれくらいにして、筆者の個人面接の基本形を書いてみる。ほとんどの読者がそうだと思うが、臨床の現場で行う個人面接は十分な時間をとることができないので、特に何もなければ一五分程度、当事者が混乱していたり解決すべき出来事がある場合には三〇分程度、家族やほかのスタッフも入って方針を皆で相談するなどの場合には一時間程度で実施している。初診や入院時の面接は特別で一時間半はかかる。こうした特別の場合の面接はあとで詳しく説明することにして、ここはまず約一五分の基本形を述べる。

・患者さんが入室してきたら、簡単な挨拶をする――表情や服装や雰囲気に気を配りながら、

「おはようございます」「お待たせしました」など。

・チャンネル合わせの話題――「このところ急に寒くなりましたね、風邪とか大丈夫？」「日本シリーズが始まったけれど、どちらが勝ちそう？」など世間話をする。落ち着いて対応してもらえれば、調子は悪くない。そうしたことに関心が向いていないようだと要注意で、いきなり訴えが始まるときは赤信号である。

・本題に入る――「何か話したいこと、この二週間で変わったことはありますか？」当事者が話したいことを大事にして、もっぱら聞き役に回る。変わったことがあったときには、当事者がどのように対応したかを尋ねて、本人なりに対処しているときには、対応の仕方の良かったところを取り上げて評価する。「さすが、〇〇さん」など。また、「そういえばこんなやり方も役に立つかも」などとさりげなくこちらから別の選択肢を提案することもある。本人が取り入れてくれればよし、である。なかなか自分で対処が難しい人の場合には、具体的に「こうすると大丈夫ですよ」などと話すこともある。危機介入が必要な場合については別項で述べる。当事者の心の中の思いや葛藤を大事にして話を聞いていくが、自分自身についての気づきや出来事と当事者の生き方との関連性への洞察などはほぼ求めない。統合失調症の人をひとくくりにはできなくて、人柄や自我機能にはかなり幅があるので、面接を重ねることで自己認識が深まる人もいるが、それは多数派ではない。そのため基本型は、具体的な生活の安定や向上、問題解決に主眼を置く。

当事者の現実検討能力に限界があり、リアルワールド（もしくは中間地帯）で起こったことを本人が十分把握していないために、実際にどんな出来事が起こっているのか正確につかめないことも結構ある。そのために、治療の早い段階から家族とのつながりを持って、情報をもらうようにするし、福祉事業所のスタッフなどの関係者とも情報交換できる体制が大切になる。チームのスタッフからの情報は貴重で、電子カルテに書き込んでもらってあると、大きな助けになる。当事者自身が描いているリアルワールドの出来事に支援者は耳を傾けるが、同時にこうした補助的な情報をもとに支援者なりの本人をめぐるリアルワールドを構築し、言ってみれば複眼の状態で話を聞く。本人自身の理解で大丈夫そうであれば、それを後押しするが、危ういと思える場合には、本人の考えに沿いつつ治療者からの提案をして、一緒により現実に近い見方を話し合うこともある。

当事者が言いたいことを言い忘れないように、面接前にメモしておくよう勧める人も多い。確かに、あとになって言いたいことが言えなかった、ということが減ると思うが、メモには功罪があると思う。当事者のごく具体的な要件がメモで済まされて、本人があまり意識できていない生活の変化やストレスとなる出来事は表面に出てこないために、メモに基づく面接はしばしば平板なものになってしまう。当事者がメモを用意していても、それ以外で何か生活に変化がなかったか、筆者は尋ねるようにしている。

- **変わったことがないとき**——平穏無事で当事者も元気であれば、二人の共通の話題（例えば、サッカーが好きな人であればワールドカップの話を教えてもらう、将棋が好きな人であれば最近の勝敗について語ってもらうなど）を話すこともある。本人の健康な側面を感じ取ることができて楽しい時間であるし、治療共同体を固めるのにも役立つ。
- **何か良かったことは**——個人面接というと、困ったことやつらかったことをきまって語るものと思われている。いかに調子が悪いかを伝える場という理解も一般的と思う。そのために、筆者は何か良いことがあったかも必ず聞くようにしている。「そんなことないなぁ」とそっけなく対応されてしまうこともあるが、生活の寂しさに共感できる場合もある。良かったことが語られる場合には一緒に喜び、本人の生活の広がりを知ることができる。案外豊かな生活をしていることがわかり、感心することもある。
- **精神症状、健康状態などの医学的な情報は面接の後半で確認する**——睡眠や食事などの基本的なことは必ず確認しておく。外来の待合室で、看護師さんに体重や腹囲や血圧測定をしておいてもらえると、かなり健康状態がつかめる。そのうえで二人の間で治療のメルクマールにしている症状や状態（例えばテレビなどを集中して視聴でき、楽しめる、八時間ぐっすり眠れるなど）を確認して、薬物療法の調整を行う。残薬はないか確認する。抗精神病薬を継続して飲むことが大切であることは折を見て説明するが、調子がよい状態が続くうちに、薬を飲まないでやってみたい、薬を飲むと太ってしまうのでやめたい、などの理由から、こっそり自分で減量していることがあり、調子がよいので油断しているうちに、思わぬ出来事で、もろくも再発してしまうことがある。筆者はちゃんと飲んでくれていると信じがちであり、よく確認しないで油断して、痛い目にあった経験が過去に何回もある（面接のたびに確認するよりも治療関係はよかったかもしれないが……）。副作用の確認も必ず行う。特に月経や性機能への影響は、改めて問わないとなかなか話してもらえず、こっそり内服を中断する原因になりやすい。

- **定期的な検査**——身体が健康で治療の必要な疾患がない場合には、飲んでいる薬にもよるが、定期の血液検査と心電図の測定を忘れないようにする。前述したように、血圧や腹囲の測定は簡便な健康状態のモニターになる。
- **次回の予約**——特に不調でなければ、その人にとって定期的な間隔で予約する。生活のペースメーカーのようなもので、毎月の再会を楽しみにしてくれている人もいる。どれくらいの間隔がよいかは、当事者の希望も聞いて相談する。周囲にサポーターがいる場合や家族が細やかにケアしている場合と、外来での治療者が唯一の命綱の場合とでは、当然面接の間隔は異なる。精神症状の悪化のリスクがあるときや、生活の大きな変化があるときには、いつもの間隔ではなく、早めに次回を設定する。別に項を改めて述べるが、再発の危機のときには、一週間は長すぎて待てないことが多い。

- **電話相談**――途中で何か心配なことが出てきたとき、例えば投薬内容を変更したが、飲んでみたら副作用が出てきてつらいなどは、電話で可能な限り対応する。「今は会議だから、午後にかけてね」ということがあることも説明しておく。支援者が電話に出やすい曜日や時間帯を伝えておくのも役立つ。
- **しめくくり**――最後に、その日の面接で大事なことを今一度繰り返してから、終了する。「幻聴とのつき合い方、とても良かったですよ。その調子でね。ではまた二週間後に」のような調子で、気持ちよくお土産を持って帰ってもらえる面接は成功といえるだろう。

補足その1　時間がまったくないとき

連休明けで外来が立て込んでいたり、具合の悪い人との面接で時間をとられてしまい、外来の終了時間までにまだたくさんの人の面接をしなければならないときなど、五分で面接を終えなければならないことが起こる――しかもだいぶ待たされて疲れていたり、不機嫌になっている人ばかり。チャンネル合わせの話題などは省略して、何しろ当事者の話したいことを伝えてもらい、できればその中で本人の頑張ったこと、うまく対応できたことなどを見つけてしっかりほめる。そして処方箋を書いて、次回を決めて終了する。治療者がその人の生活を見てくれていることが感じ取れたり、向かおうとしている方向を治療者が肯定していることを伝えるだけで、ずいぶん安心するように思う。問題点や永年の葛藤などは、こういうときには触れないでおく。時間がないと収拾がつかなくなるからである。

補足その2　治療者の体調が良いとき・悪いとき

治療者の体調が良く意欲があるときには、うっかりすると自分のペースで面接を進めてしまったり、よく準備しないで懸案事項を取り上げて、かえってやぶへびになったりしやすい。逆に治療者がしおれていたりつらいときには、相手のつらさに共感する感度が高くなって、しんみりして落ち着いた面接になることがある。ただし大きな困りごとで頭がいっぱいであるとか、気分が悪いなど体調不良のときには、面接に集中できなくなってしまうので、相手に率直にお詫びして早めに面接を切り上げるほうがよい。考えてみると、好調で飛ばして失敗することは、最近はないような気がする。筆者が年をとったせいかもしれない。

5 多職種チームでのかかわりと個人面接

近年は多職種チームでかかわることが増えている。外来ではなかなか医師・看護師以外のメディカルスタッフでチームを組む余裕がないが、それでも複数の職種がかかわりを持つ。よく起こりがちなのは、「多職種協働」ではなくて「多職種分担」で、経済的な相談はソーシャルワーカー、体のケアは看護師、個人精神療法は心理士などと分担され、医師は薬物療法に専念する状況では、多職種チームの良さが発揮されないどころか、当事者に異なる働きかけが行われる事態となることもある。それぞれの職種が働きかけの食い違いに気づいていても、正面切って取り上げられずに、当事者をめぐる綱引きになってしまったりする。

多職種チームの基軸になるのは、継続して個人面接を行う支援者、つまり当事者の心の中に入っていく人がふさわしく、一般的には医師や心理士が担うことになるが、デイケアなど職種間の垣根が小さくて、共同でグループを扱うような場では、看護師や作業療法士やソーシャルワーカーなど、どの職種でもチームの基軸を担いうる。チームは当事者や家族やグループの毎日の動きについて情報共有していると思うが、定期的にカンファランスの時間を設け、継続的な個人面接を担う人から、成育歴や家族歴など、当事者を深く理解するうえで重要な情報が共有され、また各職種がそれぞれのかかわりで見えていることをチームに伝えて、支援方針を決めていく。もちろん個人情報の共有は当事者の承諾を得て行うし、支援方針の決定はまずは当事者や家族の意向を聞くところから始める。

多職種チーム内の意見の食い違いは日常的に起こると考えて、絶えず対話を心がける。例えば、病棟やデイケアなどでは、ストレスフルなリアルワールドから退避して、保護された環境の中で簡単にカップルが誕生して、周囲の物議をかもすことがある。個人面接を担当しているスタッフは、幼時の親子関係や、成長してからの異性関係を踏まえて、新たな恋愛から本人が経験して学ぶことを支援したいと考えるかもしれないし、ほかのスタッフからは現実逃避と映るカップルに対して批判が出てくることもある。周囲に巻き起こる羨望や非難を避けようと、カップルを厳しく規制しようとすると、カップルが治療集団から飛び出して、衝動的な行動化が起こることもある。事態を静観しようとすると、ほかの当事者たちからの苦情が出てくることもある。こうした場合、カンファランスでそれぞれの立場の理解を進めたうえで、チームとしてどう対応していくことが望ましいかを話し合っていく。

6 個人面接のトレーニング

これまで、筆者の臨床は折衷主義であること、その折衷のやり方には、治療の場の構造や治療を受ける人たちのニーズに規定される部分が大きいことについて書いてきた。だからと言って、トレーニングは折衷ではうまくいかないところも、大切なポイントである。洞察的精神療法にしろ、認知行動療法にしろ、そして生活臨床でも、その本質を知って、実際の治療に役立てるためには、まずはその技法が要求する治療構造や方法に忠実に、スーパーバイズを受けながら綿密なトレーニングを積むことが必要である。そうした基本に沿ったトレーニング抜きの安易な折衷は、慎むべき、もしくは十分注意を払うべきであるというのが、筆者の考えである。スーパーバイズは日常の実践に対してエキスパートに関与してもらえることが理想ではあるけれども、それは簡単ではない。職場でのピアレビュー、研修会、症例検討会、研究発表などの形でよい。紙の上で学んだことを、生きた実践の中で試みて、その体験を自分なりに整理して、本当に治療に役立っているかを他者の目で検証してもらうのである。自らの治療姿勢やふだんの方法にしっかり組み込まれて、生きた方法になるためには、そうした実践と主観的体験の振り返りが必要であると感じている。こうしたトレーニングに当たって、まずは折衷を排して、基本に忠実になってみなければならない。筆者も、生活臨床や認知行動療法を覚えていく過程を振り返ってみると、場合によってはドグマティックと言えるくらい、当初は無骨に基本に沿って、そうした技法を試みた。その中で、利点、使い勝手、そして限界も明らかになり、次の統合へと向かえるように思う。

個人面接の背景《その1》生活臨床の発展

生活臨床が開発されたのは、行動療法がその端緒についた時代で、不適応を引き起こす行動特性を明らかにして、その行動を学習理論に基づいて改変する試みが盛んに行われており、統合失調症についても、その行動特性の研究が行われはじめていた。臺弘はそうした行動特性の研究を踏まえ、統合失調症の人たちの社会的予後を改善するべく、群馬大学病院精神科病棟を舞台に、一九五八年より「分裂病再発防止計画」に着手した。生活臨床は、そうした臺の透徹した本質を見通す力が、江熊要一をはじめとする群馬大学精神科の人たちの臨床的な努力によって結実したものである。書かれた論文の総集編である『分裂病の生活臨床』(1)、『続・分裂病の生活臨床』(2)には座談会が収載されており、生活臨床が生み出されていく過程が生き生きと語られている。

再発につながる行動特性を把握して再発防止を目指すとともに、患者の側からの生活学習を促すことが生活臨床のバックボーンとなっているが、同時に個人に内在する価値観がその行動を決定づけていくという考え方が、生活臨床の精神

(1) 臺弘・編『分裂病の生活臨床』創造出版、1978年
(2) 臺弘・湯浅修一・編『続・分裂病の生活臨床』創造出版、1987年

療法としての性格に影響を与えている。これは統合失調症の人の生きる場である「生活」を舞台に、その改善が試みられていたために、行動への着目と比べて環境や生育歴への顧慮や、価値感や生きる意味が含まれてきたからだと思われる。この内在する価値観に着目する考え方は、行動療法から認知行動療法へと発展していく学問の流れの、いわば先取りであった。再発防止が目標であったので、個人の価値観といっても、再発に結びつく価値観や行動特性が類型化され、それをもとにさまざまな症例に介入が試みられた。

リアルワールドでの生活臨床と異なり、デイケアなどスタッフが直接関与しやすい環境での生活臨床では、患者個々人の内在した価値観への働きかけという生活臨床の治療技法と共に、患者が社会的役割とそれに伴う行動や価値観をどのように学習していくことができるかが注目された。その結果、元来の生活臨床の技法であるスタッフからの断定的・指示的な働きかけではうまくいかず、自ら学んでいくことが有用である一群の人たちの存在に気づかれ、その人たちへの面接技法（役割啓発的接近法）(3)が宮内勝によって開発された。

その頃、一九七〇～八〇年代は、まだ地域の福祉サービスの基盤は乏しく、就労支援や居住支援なども医療スタッフの努力で賄われる部分が大きかった。そう

（3）宮内勝『治療的働きかけへの反応の仕方にもとづく精神分裂病圏患者の臨床的類型化の試み――「自己啓発型精神分裂病患者群」と「役割啓発的接近法」の提唱』東京大学学位論文、1988年10月28日

した時代背景の中で、行動特性と個人の持つ価値観を把握し、破たんを喰いとめるために行動特性への介入を試み、周囲にも働きかけてゆく主役は治療者であった。生活類型や行動特性は、個人に内在化したもので本人に自覚されない場合が多く、また自己認識が障害されることが特徴である統合失調症の人が、その点を洞察して体得するのは困難がある。したがって、治療者が関与しながら観察して発見した行動特性を活用して、破たんを防ぎ、より社会生活が安定する方向に患者本人を向かわせるべく、治療者が道筋を示して指示することを主に行っていたように思う。

個人面接の背景《その2》認知行動療法の導入と生活臨床の併用、さらにパーソナルリカバリーへ

認知行動療法では、治療者と患者の共同作業の概念とそのためのツールが提供される。例えばセルフモニターを実施する、症状のもたらす認知―行動―感情の関係を共有する、対処方法を協働で探しその習得を援助する、などである。こうした共同作業の概念とツールは、地域で当たり前に生活できることを支援しようとする地域ケアの時代において、有用であった。

一九九〇年代頃より、精神障害リハビリテーションにおいても精神症状や社会機能の回復などの客観的な指標を越えて、個人の主観的な幸福感や人生の回復が中心となるパーソナルリカバリーが注目されるようになった。障害（disability）の有無にかかわらず、パーソナルリカバリーは起こりうる、という当事者の体験への共感がその裏づけになっている。また障害を持つ人たちが社会に参画していく流れを支えるノーマライゼーションの考え方や、実際にソーシャルファームなどの地域での実践例が広がった。

パーソナルリカバリーは当事者たちが成し遂げるものであるので、専門家はそ

のそばにあって、当事者の希望や意欲を支え、その実現を一緒に目指す役割と考えられるようになってきた。リカバリー支援では、本人の価値観を認めて、それに基づく行動に伴走しながら、本人がリアルワールドで学習していくことを支えていく。統合失調症の人の回復にあたって、専門家が再発防止に取り組んでいた草創期の生活臨床の時代からすると、まさに主客交代といえるだろう。

しかし、統合失調症の人たちを支えるうえで、価値観に寄り添っていくという考え方は基本理念であるとしても、個々の局面ではまだまだ検討を要する事柄は多い。まずは急性期で混乱状態にあるときには、本来の価値観は本人にも周囲にも見えなくなってしまっている。発病後の挫折を経て、あきらめや絶望感から主体的な希望や目標が失われてしまっている場合もある。また重い陰性症状があり意欲の障害がある場合には、なかなか価値観のありかが見えないことも多い。そうした人たちの中には、「どうせ何もできない、何をやっても楽しくない」という「敗北主義的な考え」(defeatist beliefs) があり、意欲や行動を阻害しているとの知見があり、それに対する介入プログラムが開発されてきている(1)。またすでに病前から社会的な機能の発達が不十分であり、大人として行動していくだけの確立した価値観がない場合、受動的な行動を余儀なくされるような一群の人たちが

(1) 池淵恵美「「陰性症状」再考――統合失調症のリカバリーに向けて」「精神神経学雑誌」117 巻、179-194 頁、2015 年

おり、反抗期がなく、育てやすい子どもだったと認識されていることがある。こうした人たちは容易に周囲の考え方や動向に押し流されてしまい、危地に陥ることがある。さらには思春期に、親から引き継がれた価値観から離れて自己の価値観を生成していくことがうまくできないときに、既存の固い価値観（例えば、よい学歴でなければ社会で成功しないなど）に縛られていることがあり、環境との相互作用の柔軟性が失われているときに、それを揺さぶられる体験によって再発が引き起こされる。精神病理学の領域では、長らく統合失調症は「出立の病」であると考えられてきたが、その背景にはこうしたことがあると筆者は考えている。

これまで述べた例において、急性期には生活臨床の枠組みが役立つし、共同して意思決定を行う認知行動療法の技術が有用な場合があり、さらに価値観の成熟を促していく支援の方向性も必要になるだろう。

パーソナルリカバリーという主観的なアウトカムを科学的に検討するには、「人が長期的人生をどのように歩んでいるのか」に立ち戻って考える必要がある。笠井ら[(2)]は、自分の人生を主体的に選び取っていくように駆り立てる個体内因子を想定して、それを「主体価値」と名づけた。親や社会から継承された価値はしだいに個人の中に内在化していき、他者とは異なる個別化された価値となり、これ

（2）Kasai, K., Yagishita, S., Tanaka, S. et al. : Personalized values in life as point of interaction with the world: Developmental/neurobehavioral basis and implications for psychiatry. *Psychiatry and Clinical Neurosciences Reports, 1*(2), e12, 2022.

をもとに社会に向かって能動的に働きかけていけるようになる。主体価値概念は、生活（リアルワールド）の中での能動的な行動が脳に可塑的変化をもたらし、それが主体価値を更新していくという、発達生成的なモデルである。笠井らは統合失調症の研究を「脳・生活・人生の統合的理解に基づく主体価値・リカバリーの科学」としてとらえようとしている。

この主体価値概念は、他人の評価に基づく価値や、本人が認識している価値意識とは異なり、意識化しているかどうかはともかく個体に内在し、その長期的な行動の動因となるもので、その発達においては思春期が臨界期（critical period）となる。また混乱からのリカバリーの裏づけとなるものであり、成長の視点が特徴であるといえよう。主体価値の概念は、価値を認識する主体が誰であるかが生活臨床とは大きく異なり、価値は脳の可塑性を基盤に環境との相互作用でダイナミックに変わっていけるものであるというとらえ方が、価値に基づく医療（values-based medicine）と異なる。そして主体価値概念によって、新たな支援学の基盤、すなわち、よりゆるぎない、その人らしい、生活に満足感をもたらすものへと成長していくことを支援する視点が提出されている。

個人面接の背景《その3》バリデーションと外在化

精神科治療のプラットフォームとしての精神療法の基本的な構造の中でも、筆者が最近特に重要と考えるのは、バリデーションと外在化である。バリデーション（validation）については、しばしば治療関係を結ぶことが困難な人たちとのかかわりの中でその重要性が痛感されるようになった。例えば周囲に激しく攻撃的言動を繰り返す人に対して、医学的な理解はできても、感情的に共感することに筆者は困難を感じていた。その中で、じっくりその人のライフヒストリーを聞き、おかれた状況を十分把握し、時間的な流れの中でその人はどう感じ・行動するようになったかを知ることで、その人の行っていることがその人の目を通して支援者にも感じられるようになる。そういう共有体験をすると、相手との治療関係がつながってくるのをこれまでも経験した。境界性パーソナリティ障害の人を対象とする弁証法的行動療法では、バリデーションは基本戦略の一つであり、相手の決断や考えに賛成できないとしても、相手との関係を保っていくうえで重要であり、当事者が自分自身の考えをそもそも受けいれがたいと感じている場合のサポートとしても役立つとしている。ＩＴ用語では、バリデーションは「入力されたデータやプログラミング言語の記述などが、規定された文法に即して、または要求された仕様に沿って、適切に記述されたかどうかを検証すること」だそうで、現実からの要請に即して、また現実に起こるであろうことを一緒に検証すると考えると、精神療法の分野での語義と通じるところがあるように感じる。

外在化の考え方は、治療関係を構造的に変える力を持っていると感じている。例えば自責的になっている人に対して、「あなたは自責的だ」ではなく、「あなたの中にある自責的な気持ちや考えを、ちょっと取り出して一緒に眺めてみませんか」という形で、治療者が面接に来ている人と同じ立場に立って、自責的な苦しさを一緒に探求し、対処しようと試みることになるので、より対等な協力関係が生まれやすい。もちろん実は二重構造として、支援する側とされる側という関係性が含意されてはいるのだが。外在化により協力関係を結び、一緒に認知行動療法の技法の一つである問題解決法を試みることで、より適切な解法へと一緒に進んでいきやすく、また本人が自分で考えているという実感を生み出しやすく、支援者にとっても無理な決定を指示したりしないですむ楽さがある。創造的な解法も生まれやすい。

第2章

初診時や初診後間もない頃の面接

1 初診の前に知っておいてほしいこと

統合失調症をはじめとする重篤な精神障害は、受療率の低さや治療からの脱落率が高いことが知られている。若年の人ではその率がより高く、受療しない人は、治療すべき問題はないと考えているか、援助は必要であるが自分なりに問題を解決したいと考えているか、治療は役立たないと考えていることが多い。[*1] 治療から独立して、自分で問題を解決したいとの志向や、薬物療法に拘束されたくないとの感情に配慮する必要がある。障害認識の乏しさと、症状とその影響を低く見積もる思考も影響を与えていると考えられる。治療の初期に最も脱落が起こりやすいので、早期の治療関係の確立と治療維持への意識的なサポートが重要となる。当事者は仲間との交流や心理的な苦痛の軽減を希望する一方で、専門家は精神病症状や日常生活の改善に目を向けるので、隔たりがある傾向についても知っておいてほしい。

統合失調症の人が治療につながっていけるよう支援するには、当事者の生活上の目標を共有し、なるべく生活に近い場で、可能ならば生活の直接的支援も行うことが有用である。

退院直後や、初発のケースはことに治療からの脱落率が高く、しかも治療を継続することで高い回復を達成できる可能性があるだけに、脱落防止が大切な目標になる。わが国では医療へのアクセスのしやすさや国民皆保険などの背景もあり、退院直後の脱落率は米国などと比べて低いと推測されるが、長期的に生活の質を確保するサービスを受けるために、ケアマネジメントが必要となるケースがかなり存在すると思われる。[*2]

多職種チームでかかわる場合も、主治療者（精神科医が多いと思うが、ほかの専門職である場合もある）は治療の成否のカギを握っている。統合失調症の人にとって、人とかかわることにはしばしば困難があるが、内面的に深くつながって苦しみを支えながら、同時にさまざまな生活支援のインターフェイスの役割をするのが主治療者だからである。具体的には、どのようなストレスによって精神症状が悪化または改善するか、スキルと価値観などを把握し、家族や関係者の状況もつかんで、支援の道筋をチームと共に創っていくのが主治療者の役割である。主治療者が行う個人面接では、疾病教育・治療の情報提供を行い、精神症状をモニターし、ほかの治療のすすめ具合を調整したり、治療全体の目標設定を行う。そしてほかの治療で得られた体験を言語化し、また新たに得られたスキルの実行を支えるなど多様な機能を担っている。

以上述べてきたことは、初診は大事な出会いであり、当事者や家族に安心や満足感を持ってもらうことが大きな目標になるということである。一方で、次項で述べるように、初診時に治療者がやるべきことは山のようにあり、どれが抜けても治療に齟齬をきたすことがあるので、勢い筆者なども初診時は心の余裕がなく、やっとの思いで受診して緊張している当事者や家族に、笑顔を見せられないことがある。冒頭で、とにかく笑顔で迎えて、「受診されるのは大変でしたか？　病院だと痛い検査とかあるし、不安になりますよね。どうか軽い病気であってほしいと皆さん念じていると思います。ましてや心の病気はよくわからない感じがあって余計不安かもしれませんね。勇気を出して病院に来てくれたことで、大事な未来に向けての一歩を踏み出しましたよ。とてもよかったです」と伝えたい。

2　初診時の面接でやるべきこと

はじめての面接は、外来での時間的制約や本人の疲労などのことを考えると、せいぜい一時間半程度が現実的ではないだろうか。この限られた時間の中で本人との関係作りを始めつつ、最低限の診断的情報は収集して、ともかくも治療行為を開始する必要がある。まずやるべきことは以下の七点である。

①当事者や家族がなぜ来院したのか、なるべく詳しく聞き、とりあえずの初診時の目標を

作る。目標の例「このところ学校に行けなくなっていて、いらいらして夜もよく眠れないんですね。つらいですね。また元気になれると思いますから、一緒にどうしたらよいか考えていきましょう」

②家族歴、成育歴、既往歴、現病歴を聞き、「本人がどのような人でどのような生き方をしてきて、どんな困難があって症状が出てきたのか」「ご家族をはじめとして本人を取り巻く支援と障壁はどんなものがあるのか」を知る。この過程で「なぜ今苦しいのか」ということが治療者にも当事者や家族にも浮き彫りになり、深く理解してもらえたという思いをもたれることが多い。

③現病歴と現症から状態像診断をする。明確な症状が把握できれば操作的な診断をつける。過去の治療歴などの医療情報は、診断や治療についての重要な参考資料なので、その点を確認し、必要があれば情報を集める段取りをつける。

④身体状態（例えば数日間きちんと飲食していない）、希死念慮など緊急を要する点についてはは必ず訪ね、情報を把握する。

⑤投薬に備えて、既往歴を聞き、血液検査と心電図をオーダーする。

⑥家族など同伴している支援者の話を聞き、関係づくりを始める。

⑦以上のことを通して当面の治療計画を立てるが、その場で合意を得る必要があるので、

簡潔・明瞭なものでないと役立たないし、次回以後の診療の中で更新していく柔軟性が必要となる。初診時の暫定的な治療計画については、初診医の頭の整理のためにもその後の治療の妥当性の検討のためにも、そして治療チームに参加してもらうためにも、カルテに簡単でよいから書いておく。時間のないなか大変であるが、治療者の腕を磨くのに役立つだろう。

当面の治療計画の例――「学校であなたのうわさが広がっていて、外に出ると皆が見るので、部屋に閉じこもっているということなんですね。部屋の中にいてもうわさ話が聞こえるのだから、怖いと感じるのはよくわかります。脳が過敏になっている状態ですので、ゆっくり休めるようになることが当面の目標です。過敏な状態を改善するために、――という薬を使おうと思います（薬の飲み方、期待できる効果、可能性のある副作用を説明する）。薬との相性があるので、飲んで何かつらかったら遠慮なく言ってください。受験勉強に力を入れるようになってから、調子が悪くなっておられるようですが、学校での様子を知りたいので、よろしければお母さんから担任の先生に相談してみていただけますか。どれくらい学校を休めるかも知りたいです。今しばらくは、勉強しようとしても空回りしてしまう状態だと思うので、焦らないで、好きなゲームなど、楽に過ごせることをしましょう」

このように述べてくると、初診時にやるべきことはかなり多いことに気づく。当事者や家族と共感性に富んだ対話をしつつ必要な情報を集めていくのは、アートや芸の部分があって、エキスパートに師事しつつ、習い覚える部分が大きい。個人面接のトレーニングは昔から続く師弟関係のもとでの習得が今でも有用であると筆者は思っており、師と仰ぐ先輩の模倣やスーパービジョンが役立つ。筆者は当事者の許可を得て面接を録音し、それを先輩に聞いてもらって指導を受けるトレーニングを数年間行った。自分の面接を改めて録音して聴くのは、耳をふさぎたいほど恥ずかしかったが、ありのままを振り返ることができ、的確なスーパービジョンがしばしば自身の観察と異なることから、学ぶことは大きかった。

3 初診時の実際

初診時にやるべきこと七つのうち、まずは①から⑥についてその実際と注意点を説明する。⑦当面の治療計画とその合意については項を改めて述べる。

・筆者はまず、当事者と同伴した関係者に一緒に入室してもらい、お互い名前を名乗ることから始める。そして受診の経緯を話してもらう。誰が、どんな希望や困りごとをもって、受診しようとしたか、それぞれの意見を聞く。当事者と家族で食い違っていることがよくあるからである。若い人が自ら受診する場合も最近は多いが、やはりスティグマがあり、屈辱感を持ってやってくる場合もある。家族も幻聴などに対して深刻な受け止め方をして悲壮な気持ちで同伴される場合もあるし、薬で治るんですよね、と気楽すぎる場合もある。いずれにしても病院は誰にとっても敷居が高いと思うので、笑顔で受診をねぎらうようにする。

- 家族や関係者が、当事者のいないところで詳しい事情を話したいと希望することがあり、また当事者が、関係者のいないところでの面談を希望することもある。いずれにしても、時間の許す範囲でまずは当事者と話し、次いで家族や関係者と話し、最後に初診時の合意については、また全員に集まってもらって話をする。
- 最初は、「どうして受診したか（受診させたか）」から始まって、成育歴、生活歴、そして現病の発症過程を丁寧に聴取する。そして病前の人となりや社会機能や夢や希望を知り、なぜ発症に至ったのかの心理社会的要因をさぐる。もともとどんな人となりの人で、どういう環境で生活し、どこで躓いたのかを治療者がイメージできるように聞いていく。もちろん華々しい精神症状がある場合などは、じっくり話ができないこともあるし、警戒して診察室に入ってこない場合や、「いまさら聞かなくても、もう知っているんでしょ」など、体験症状に基づく発言がみられることもある。いずれにしても、当事者の体験については、ゆっくり耳を傾ける。妄想などについて、家族がその話をさえぎって、実は違うんです、などと否定しようとする場合もあるが、そこは家族に我慢してもらって、当事者の話を優先する。「そういうことで困っておられるんですね」と共感できることが多い。こうした話の中で、診断に必要な体験症状が把握できるが、さらに必要であれば、症状についての確認をする。希死念慮や自傷行為については質問しなければ語られないこともあり、治療者が積極的に確認したほうがよい。

筆者は大学病院で何年かセカンドオピニオン外来を行っていたが、「短い時間でどんな症状があるか聞かれ、すぐに統合失調症ですから薬を飲みましょうと言われた。検査もしていないのに、本当にその診断は間違いないのか」という質問が一番多かった。あとでも触れるが、初診時に「薬を一生飲み続ける必要があります」などと言われることもあるようだ。短い初診でそのような人生にかかわることを告げられて、了解する人はまずいないだろう。時間をかけて、応えていくべき事柄と思う。

- 学校や職場などのおかれている環境、家族をはじめとする対人関係、日常生活の実際の様子など、当事者を取り巻く環境について確認する。どういう場で治療を行うか、当事者の負担になっていることはないか確かめる。必要があれば改めて関係者に来院いただくなどして情報を集める必要がある。これは初診後数回の中で計画する。

- 問診時には、話を聞きながら一方で、注意維持、記銘力、語想起などの基本的な認知機能についても注意を払い、疑問を感じればその点について系統的な問診に切り替える。回答に間があいたり、まとまらない、設問を忘れるなどの場合には、軽度の意識混濁の可能性も念頭に置きつつ問診する。場合によっては神経心理・生理検査を予約することになる。
- 食事、睡眠、発熱や血圧、体重、便通、顔色や皮膚の状態、歩行等の日常動作などの基本情報を押さえて、何らかの身体疾患が疑われるのであれば必要な身体所見をとり、検査を計画することになる。投薬に当たっては緊急の場合を除き事前に必ず血液と心電図検査を行う。脳画像検査や脳波検査を初診時のルーティンとしている施設もあると思うが、アメリカ精神医学会の精神医学的評価法ガイドライン[*3]では「必要時に行う」となっている。外来初診時にどこまで求めるかによると思うが、筆者はこれも一つの見識と考えている。なおこのガイドラインは優れて臨床的な内容なので、ぜひ一読を勧めたいと思う。
- 診断に必要な情報収集をしながら、同時に治療関係づくりを意識する。的確な見通しの説明、苦痛や不安の軽減につながる具体的な対応や指示や投薬が、もちろん治療関係の基盤であるが、前述したこれまでの生活についての聴取の中で、当事者の生き方や人となりについての共感や理解が生まれ、それが治療関係につながることも多い。その中で本人の今の気持ちや状況が見えてくる。初診時に払う精神療法的な配慮については、簡潔に述べられた論考[*4]があるので参照されたい。初めて薬を飲む人への対応については、中井久夫の優れた論文[*5]がある。

4 当面の治療について合意する

・暫定的な治療方針の提示と合意——状態像（または診断）から、ご本人や家族の主訴を踏まえて、当面どのような治療を行うか（通常はまずは薬物療法と日常生活の指針の提示だろう）、その予想される効果と起こりうる副作用について簡潔に伝える。

不眠、不安など本人が最も苦痛に感じている症状がまず標的になる。同時に幻聴など、本人が症状とは認識していないかもしれないが疾患治療のうえでは重要な標的についても、治療上大切であることを説明する。統合失調症の治療では、薬物療法の適切な計画を立て、それについて十分にご本人や家族の協力が得られるかどうかは、治療の成否を握る重みがある。初診時には薬物についての患者さんやご家族の考え方やイメージを聞き、必要があれば正確な情報を提供し、最初の飲み心地について説明し、何か心配な変化があれば連絡できるように電話番号などを示して、不安を減らす努力をする。インターネットなどで誤った情報を得て、薬は怖い、飲みたくない、という場合も結構あるので、飲みたくない理由をよく聞くことが大切である。抗精神病薬についてはすぐに効果が得られるわけではないので、そのことについてよく説明しておく必要がある。特に初めて服薬する人では当初の過鎮静やアカシジアなどの不快な副作用は薬物への不安をあおりやすく、その後の治療をやりにくくするので、慎重に初期量から増量する。そのために、適切な治療量を探し当てるための試行錯誤が必要であることもよく説明する。苦痛や混乱が強かったり、本人にとって不利益になる行動化があるなどの場合に、即時的な効果を期待して一時的に抗不安薬や睡眠導入剤の併用を行うこともある。そうしたことが難しい場合には、入院治療も考慮することになるだろう。

・治療の場の選定・同意と療養環境の指示――入院治療が適切である場合、治療上の見立てと起こりうる危険など、入院治療を勧める理由をよく説明する。自殺企図のリスクが差し迫っているなどがその例である。本人の同意が得られない場合もあるが、その理由はよく聞いて、誤った思い込みや偏見などについては正確な情報を説明する。実際に入院病棟を見学してもらうことで、当事者や家族が安心することもある（なるべく開放的で安心感が持てる病棟にする努力が治療者には求められる）。外来にしても入院にしても、その場で治療する際に起こりうるリスクアセスメントはここでしておかねばならない。

外来治療を行う場合には、自宅での過ごし方を病状の見立てに基づき具体的に説明する。何を食べても大丈夫か、どれだけ眠れたらよいかなど、食事、睡眠などのごく日常的なことから始まって、外出してもよいか、勉強してもよいかなど、こまごまとした懸念を持っていることが多いので、それについて本人の希望や考えも聞き、家族の考えも聞きながら具体的な方針を示す必要がある。もとよりこうしたことは、その後の回復に伴って本人が自立して判断・行動できるようになっていくが、当面は適切とは言えない生活をしていることがほとんどである。家族も、当事者がイライラしているときはどうしたらよいかといった日常的なことから始まり、出勤させてもよいかなどの大局にかかわる接し方について多くの不安や疑問を抱えている。これも当事者・家族と協働しながら具体的に指針を出すことが、その後の治療関係づくりに役立つ。

初診時に診断書を求められることがあり、休養するためのいわば「権利書」として、診断書を職場などに提出することをすすめることもある。初診時には状態像診断と当面数週間程度の見通しを書くことになるだろう。これは本人を取り巻く環境に変化をもたらす可能性があり、回復後の本人の処遇に関係する可能性があるので、状況を聞きながら慎重に作業する。

- **情報収集計画を立てて、説明する**——当面の見立てや治療にあたって、検査や情報収集は、優先順位をつけていく。わが国の外来治療の現状では、血圧測定や問診などについて看護師や精神保健福祉士の協力を仰いだりする程度で、初診時には医師単独で診断・治療計画の作業をすることが普通だが、初期の段階から治療チームにかかわってもらえば、精神症状だけではなく心理社会的側面についてもくわしく把握することができる。

5 初診後数回の面接

- 初診後数回の診療で、それまでの情報収集と治療への反応を評価して、可能であれば初期の診断を確定する。
- 初期の投薬についての効果、副作用、患者さんや家族の反応を踏まえつつ、投薬方針を決める。初発であったり、治療反応性の良い場合にはこのあたりで急性症状が峠を越えている可能性もあり、そうであれば効果のあった薬物を維持することになる。幸いにして、少量の薬物に良く反応する場合には、副作用もないかあっても軽度で済む。再発や転医の場合には、治療反応性を予測するうえではこれまでの薬物履歴が最も有用で、どの薬剤をどの程度の用量投与することで、どれくらいの期間で改善するのかかなり目星をつけることができる。

初期治療が効果を上げていないときの次の選択肢を考えていくうえでは、やはり薬物アルゴリズムが役立ち、それに沿って系統的な試行錯誤を試みることで、最短の試行錯誤で患者さんに役立つ、効果を上げかつ飲みやすい処方にたどり着くことができる。前述したが、よく当事者から、「一生薬を飲む必要がありますと言われたが本当か」と聞かれることがある。若い人たちにとってそれは「あなたは一生病気ですよ」と響くだろうし、絶望的になって治療そのものを否認してしまうことがある。

- 疾患と治療についての簡潔な心理教育を行う。当面苦痛が去って日常生活を落ち着いて送れるようになるために、当事者と家族に必要な情報を提供する。この時点では回復の展望を示しつつも、途中の道筋は人によって違うこと、とりあえず遠くまで見通すことはできないが近くへの道のりはだいたいわかること、回復していくためのいくつかの大切なルールがあることを伝える。例えば、新しいことを始めたいときは、まずは相談してほしい、薬に不満や不安があるときには、遠慮なく言ってほしい、などである。全体の展望を得る広域地図は難しいかもしれないが、カーナビゲーションのように当面の進行方向を指し示すための心理教育である。

回復の過程では、おおかたの例でエネルギーの低下が目立つようになり、少し子供っぽくなって親や配偶者にしがみついたり、些細なことで短絡的な反応をしたりすることもある。それは誰でも通る道であること、苦しいときに起こる反応であることを伝え、回復へのステップを踏んでいることを、当事者にも家族にも理解してもらう。

6 治療者の見立てを伝える

初診でじっくり情報を集めることができれば、操作的な診断基準を用いて、統合失調症の診断はほぼつけることができる。しかし先にも触れたが、「話をちょっと聞いただけで、検査もしないし、ずっと薬が必要な精神科の病気であるとどうして決められるんですか」という疑問を感じる当事者や家族は多い。その疑問はもっともであると筆者も思う。そうはいっても、診断について説明しなければ、治療の合意もできないし、見通しも伝えられない。

筆者は初診時には、まず当事者の困っていること——例えば学校で自分のことがうわさになっていて皆に見られている——を取り上げて、「そういう状況だと誰でも神経が疲れて不調になると思います。脳が空回りしている状態です。よく休むことが大切なので、少しだけ薬を出してみますね。飲んで楽になったかどうか、次の受診の時に教えてもらえますか」などと伝える。そしてその後の何回かの面接の中で、その人の生き方が行き詰まって調子を崩したことを踏まえつつ、「統合失調症はそういうときに起こってくる病気であり、今の医学では検査などで診断はできないのですが、前も話したように脳の不調がありますので、薬物療法を続けながら、今後回復したらどんな生活をしていきたいか、話し合っていきましょう」と伝える。また「統合失調症という病名は聞いたことがありますか。どんな病気だと思っていますか」「知り合いで統合失調症の人はいますか。どんな様子ですか」などと聞いて、本人の持っているイメージをつかみ、必要であれば正確な情報をわかりやすく伝える。非常にネガティブなイメージを持っていて、絶望感でいっぱいの時は、本当はどう思っているのかを話してくれないこともあるので、本人があまり話さない時には心にとめておき、信頼関係が深まったときにもう一度尋ねてみる。

家族には、初診時に統合失調症の可能性が高いこと、良い治療が増えてきているので、回復して社会で元気に過ごすことができるようになることを説明する。そして家族の統合失調症のイメージについても聞いていて、正確な情報を伝える。また親の育て方や、親からの遺伝で罹患するのではないことを強調する。初診後しばらくたって、当事者が落ち着いてきたら、家族心理教育に参加してもらう。単一家族でもよいし、家族グループでもよい。できれば本人とオープンに話せるようにプログラムに一緒に参加してもらう。そのうえで家族の集まりにも参加して、大勢の仲間がいることを実感してもらう。

7 当面の治療関係づくり

急性期には病状を聞いて回復具合を確認し、当面の薬物や生活の処方をすることが基軸になるが、順調な滑り出しが治療者への信頼感を醸成する。なんといっても、よくなっている、当事者が元気になってきたという事実が治療者への信頼の源である。こうした順調な治療経過によって、家族も治療者を信頼するようになる。それでは、治療者の予想と異なって、よくなっていく兆しが見えないときにはどうか。よくならないことを医学的にどう考えているか、そして今後の方針を丁寧に説明することと、不安やつらさに共感することに尽きると思う。起こりやすいのは、不満を抱いた当事者や家族が、治療者に不審な気持ちをぶつけてくる（言語化しなくても態度に現れることがある）のに対して、治療者自身も自信が持てない場合に怒りを感じて、言語的・非言語的に表出してしまうことである。治療者が専門家としての価値を傷つけられたと感じるからであろう。そうなると不信の連鎖に陥って、さらに治療が難渋する。治療の中断も起こる。「お母さんの心配しすぎが良くないよね」など、悪者探しをしてしまうこともあるだろう。こんな時は先輩や仲間に意見を求めることが一番役立つ。たいてい誰かが同じ状況を経験しているものである。また安全な場で治療者自身の感情を表出できると楽になり、状況を俯瞰することで、治療場面での冷静な対応に役立つ。家族が口やかましいなどの悪者探しが始まると、やはり不信の連鎖になりやすい。

病状が悪くて当事者が内的に混乱しており、言葉でつながることにまだ困難がある場合には、病棟やアウトリーチでは一緒に簡単な作業や散歩などの身体活動や時間を共有することで、安心感や信頼感が育まれやすい。治療チームがよく連携し、同じ方向性でかかわる必要がある。病状によって、もしくはそれまでの成育環境の影響で、猜疑的であったり、両価的であったり、焦燥感が強かったりすると治療関係が結びにくくなるが、そうした情報をチームで共有しつつ、わかりやすい言葉で肯定的・支持的・具体的にかかわるよう努力する。

この章の冒頭でも書いたが、治療者が目指すことと、当事者や家族の希望は異なることがある。どんな風によくなりたいか、よくなったときどんなことをしたいか、希望をしっかりとらえて協働の目標にしていく。筆者の経験でも、「初めての診察で、また元気に働けるようになりますよ、と言ってもらったときに、暗いトンネルの先に光が見えたような気がしました」と、あとでよくなってから当事者が話してくれたことがある。当事者の希望と、家族の期待がばらばらであることも起こる。当事者に対してはそれまでの生活の中で今の希望が生まれてきていることを丁寧に聞いて、その気持ちにしっかり共感する。現実的に無理な高望みだということもあるが、それでも当事者が抱いてきた思いをたどることで共感できる。家族の期待が当事者の気持ちとかみ合っていないときは、それだけで当事者の感じるストレスは大きい。治療者は当事者の肩を持つことが多く、そのために家族が「話を聞いてもらえない」「親の意見を無視される」などと、家族会などで打ち明ける話を聞く。なぜ家族がそうした期待を持っているのかということを、親や兄弟の立場になって理解し、「なるほど、親心ですね」と共感する。しかし、「本人はまだそうしたことは無理な状態なので、今は本人に伝えないようにしましょう」となだめる。もしくは「本人のやりたいことをまずは第一にすると回復に良い影響がありますよ」などと説明する。

8 家族とのかかわり

すでに前項で少し家族とのかかわりについて書いてきた。はじめは、一般的な回復のプロセスをわかりやすく説明する。統合失調症という病気の特徴、経過、主な治療法などについても、まずは家族の余力に配慮しながら、ゆっくり何回かに分けて伝えていく。ここに当事者が加わるかどうかは本人の回復の程度によるが、できれば同席して一緒に説明を受けられるとよい。

少し家族にゆとりが生まれてきたら、家族心理教育プログラムの形で、体系的な情報提供と対処行動の学習をすすめる。家族の集団心理教育では、お互い情報交換する中で、皆一緒なのだという安心感が生まれて不安や罪責感が減り、有用な対処方法を相互に助け合って見つけていける、所属集団を見出して、そこでの役割や他の家族の支えが役立つなど、多くの利点がある。家族内でのコミュニケーションが課題であったり、統合失調症の人を家庭に受けいれていくうえでの困難が大きかったり、持続症状への対応が難しかったりするなど、家族固有の問題が大きいときには、本人も参加して行う単一家族プログラムが有用である。さらに家族に余裕が生まれてくると、家族会への参加などセルフヘルプグループが役立つ。

9 当事者が受診しない場合

家族が相談に訪れても、「本人が来ないと診断できないので、連れてくるようにしてください」と言われてその後の受診が続かず、結局は何年も未治療のままになっているケースがある。筆者も、妻が一〇年以上未治療で子どもも不登校になり、切羽詰まった夫が病人移送業者に依頼して当事者を連れてきたケースを経験した。良いことではないけれど、夫の苦労はねぎらわれるべきであるし、青天の霹靂で混乱している当事者には丁寧に血圧を測ったり、アプローチしやすいところからかかわる道筋を見つけていく。かつてはハロペリドールの水溶液を家族に渡して食事と一緒に投与することも行われていたが、むろん診察なしの投薬は避けなければならない。

筆者の場合は、まずは家族に定期的に通院してもらい、当事者の様子や家族がどのようなかかわりを持っているか、また何を心配しているかを聞き、一緒に本人への働きかけを考えていく。しばらくそうやって家族とつながっていると、母親が当事者に「よく話を聞いてもらえるよ」などと話したりして、ひょっこり本人が診察室に現れることも起こる。初診時の扱いが当事者にとって不安や不満を掻き立てられるものであったり、意思に反した入院や投薬が行われたりすると、精神医療そのものを否認してしまうことが起こりうる。こうした体験は固い巌のように本人の心の中に居座ってしまい、解きほぐすのに難渋することになる。時間がないなどの理由で、初めての出会いを治療者側の都合で進めてしまったりすることは、本人から見れば暴力的な行為だろうし、厳に戒める必要がある。

家族としっかり外来でつながることができたら、家族への訪問という形で自宅に行く方法もある。家族と世間話をして引き上げてくるわけだが、家庭の雰囲気や本人の様子を垣間見ることができるし、本人がのぞきに来て挨拶できることもある。ご本人とも話せるようになったら、訪問も使いながら、受診を勧めていく段取りである。

生活のゴールが見えなくなっており希望が持てないときや、挫折の繰り返しの中で、引きこもりになる場合もある。例えば母親への依存と反発などの苦しい状況から抜け出せない例などである。刺激が乏しくても、家族が批判的など刺激が大きすぎてもうまくいかず、後者では自分の殻に引きこもってしまうことが起こる。こうした心の中を表現することは、ほとんどの統合失調症の人は苦手で、代わりに家族への苦情を述べ立てることが起こる。表面的な苦情に振り回されないように家族をサポートし、些細なことでも当事者の希望を取り上げていくことを勧める。

10 治療の目標を合意する

筆者は早い段階から、学校や仕事、そして結婚などを一緒の目標に掲げていく。これまでの生活歴をもう一度聞き、特に当事者が元気に活躍していた時期の話をよく聞くことで、回復後のイメージが見えてくるし、当事者や家族も、絶望感の中から少しずつ回復のイメージを持ちやすくなる。初診後間もない段階では、実現可能性があるかどうかにはこだわらず、当事者の希望に沿うことを重視する。長く引きこもっていたケースなどでは、そもそも回復のイメージが見えなくなっていることが結構あり、また体験症状が強くて混乱していることもある。もしくは発症前後の生活の挫折感から、具体的な生活の目標を失っていたり、当事者自身が悲観的になってしまって、どうせまた失敗すると心の底で思っていることもある。そういうときはそもそも治療目標を考えようといっても、本人がのってこないこともある。そうした場合には、「ともかくぐっすり眠れて毎日の生活を元気に送れるようになる」などの目標でよい。当事者が懐疑的であっても、治療者が揺らがずに目標を掲げていくことが大切である。

具体的な生活目標は、再発防止などの医療側から見た目標よりも、ずっと当事者の実感を伴う協働の目標設定がしやすく、治療からの脱落が起こりにくい。リカバリーにおいては、本人の主観的な、主体性の回復や生活における満足感の獲得が重要であるが、同時に客観的な生活の中では、仕事や学校や家庭生活など、生活していくうえで誰もが目指す、具体的な生活目標の達成が大きなウエイトを占めている。

当事者の主体性を重んじて、専門家がそこに連携する形で治療を推し進めることの重要性については、精神医療を提供する理念であるのみならず、治療方針の決定を当事者主体で進める技術により、治療へのアドヒアランスやセルフマネジメントが増加するなどの実利的側面を持っている。近年は、共同意思決定（shared decision making）[*6]として、広く知られるようになっている。

当事者や家族と目標を合意することと並行して、主治療者を中心にチームで治療計画を立てる。この作業は、バイオ・サイコ・ソーシャルな目配りをしながら、多様な治療の知識を現実の患者の状況と突き合わせて、最善の治療法もしくは制約があって実施が難しければ次善の方法を選び出して、しかも自分の置かれている治療環境の中で実行可能なやり方を考え、治療スタッフと連携し、そして患者さんやご家族の合意を得ていくという、重層的なステップである。一つの明確な正解があるわけではなくしかも創造的である。もう一つ大切なことは、現実の臨床場面で行われている治療計画を立てるという行為は、集めうる情報を一通り集めて、揺らぎのない計画を精密に作るといった作業ではないということである。治療計画は、相手とかかわりながら当面のプランを立て、介入の反応を見ながらプランを更新・追加していくというように、らせん状に進みつつ、絶えず文脈が更新されていくプロダクトなのである。そうでなければ、実際のダイナミックな診療現場では役にたたない画餅になってしまう。

治療の節目では明文化した体系的な計画を立て、患者さんとご家族を含む治療チームで合意していく。これはのちの章で再び触れることになる。

11 薬物療法の副作用への対応

幸いにして初発の場合には、薬物療法への反応性がおおむね良好だが、少量の薬物でも副作用が出やすい。筆者は処方箋を渡すときに、それぞれの薬にどんな効果を期待しているかと、一般的な副作用について説明する。非定型抗精神病薬でも、口渇、食欲亢進と体重増加、眠気、倦怠感、性機能障害、アカシジアなどはよく見られる。何かいつもと違うことがあれば、電話で相談してもらう。例えば口渇に対して、清涼飲料水をとりすぎないように、という注意だけでは不親切で、そもそも唾液の分泌が減っているので、水や麦茶などでは乾きが癒されない。

甘味など唾液の分泌が促されるものが必要なので、甘い飲み物をたくさんとることになる。そこでシュガーレスキャンディやガムも唾液の分泌が促進されることを伝えておく。そうした細やかなサポートが服薬遵守につながるし、信頼関係にもつながる。

12 外来中断への対応

外来継続の必要性について納得してもらうために、初診後間もない時期に一度、統合失調症とその治療についての簡潔な心理教育を行う。症状が改善してもなぜ服薬を継続するのかという疑問は素朴で自然なものなので、それにこたえなければならない。家族とのふだんからの連携は重要で、家庭での様子を尋ね、家族の心配や希望を聞き、家族の役割を具体的に示すなど、治療チームの一員として家族と接することで、通院のバックアップをしてもらう。この章の冒頭で示したように、患者さんの中に、特に青年期の心性を持つ人では治療から自立したい志向が強くあって、治療者と関係がよくても果敢に服薬中断を試みたりすることがある。「なぜ中断したか」を問うてみる工夫が次に生かされる。

電車に乗るなど通院そのものが負担であったり、日常生活の困難さが治療中断に結びつく場合などは、アウトリーチができる体制があると役立つだろう。

薬物療法の届きにくい自我障害、例えば自我漏えい症状など、本人の苦痛が大きい症状は残存していないだろうか。華々しい幻覚妄想状態は改善してもこうした症状が残ることで、人と交わることが苦痛になったり、外出が困難になったり、病前と比べて自分が変わってしまったように感じて自信を失ってしまうことがある。また治療が無効であると感じて薬を飲まなくなってしまうこともある。こうした投薬によってなかなか改善しない症状については、治療者が意識的に取り上げて当事者のつらさに共感し、生活目標を目指していくうちにゆっくり改善していくことを説明する。陰性症状と見えるものは環境が変化するとずいぶん変わるものである。「無為自閉」と思えた人が、楽しい活動や仲間と出会ったときに、生き生きして意欲や感情を取り戻すことはデイケアなどでもよく体験される。しかし陰性症状の目立つ当事者は、「どんな治療を受けてもどうせよくならない」といった敗北主義的な考えを持っていることが報告されており[*7]、これも治療中断につながる。当事者自らがこうした考えを表出することはほとんどないので、治療者が尋ねてみて、首肯するようであれば、つらさに共感するだけでも、当事者はわかってもらえたと感じるようである。筆者は、「そのうち素晴らしい研究が行われて、もっと良い薬が開発されることを楽しみに待っています」などと伝えることもある。

ある日の面接1

初診時の対話で家族の妄想への理解が得られたケース

面接の具体的なやり取りは、筆者が経験した複数の症例からヒントを得たフィクションである。

高橋さんは六〇代の男性。妻と娘につき添われて初診した。

面接者「今日はどういうことでおいでになりましたか」

高橋「とにかく受診しろとうるさいもんだから。そんな必要はないと思います」

妻「これまでどんなに心配したか、わかってないのよね。はっきり言わないけど、もう三〇年以上前から、見張られているとか、ずっと嫌がらせがあるとか言って、いつも緊張しているし、家でも大きな声で話すなと言うし」

娘「私がネットで調べてお父さんを説得して連れてきました。母はもう参ってしまってます」

高橋「お前たちにはわからないんだよ。これはお父さんの問題だから」

妻「家族なんだから、何が心配なのか話してほしい。いつも暗い顔をして、気が休まらないです」

娘「家族団らんなんてないし、もううちは限界」(泣き出す)

面接者「奥さんも娘さんも、とても心配しておられるようですし、よかったら高橋さんが困っていることを可能な範囲で結構ですから、話していただけませんか」

（高橋さんと、妻と娘の間でしばらく押し問答がある）

高橋「いやね、はっきりは言えないけどある宗教団体からずっと監視されていて、お前たちを守ろうといつも目を光らせているんだ。お前たちは気づいていないから心配なんだ。この前も夜インターホンを鳴らしたやつがいただろう。あれは警告なんだ」

妻「いつもピリピリして、私たちのことを心配してたの？　夜中も時々見回りしてるし。本当にそのうち疲れて倒れてしまうんじゃないかと思って……」（泣く）

高橋「監視されてると教えても、いつもそんなことないと言うし、お前たちに言っても仕方がないと思っていた。でも、二人ともずいぶん心配してくれていたんだね」

（初めはイライラ怒りをぶつけていたが、少ししんみりする）

面接者「本当にご家族はずいぶん心配してくださっているんですね」

妻「そうですよ。よくわからないから、わからないと言っているけど、みんなあなたのことを心配しているのよ」

面接者「高橋さんもご家族を守ろうと頑張っておられたんですね。どういうことが高橋さんには心配か、少し話していただけませんか」

（高橋さんが長年の被害妄想をぽつぽつ語る）

妻「長い間、ずいぶんつらかったんですね。ちっともわからなかった……変なことを言っているとばかり……」

（この後から、高橋さんと妻の間で共感的なやり取りが始まる）

面接者「お互いに心配されていたんですね。お気持ちがわかってよかったです。高橋さんのお話を聞いているとだいぶ神経を使って生活しておられるようですし、リラックスできるようになる目標で、治療してみませんか」

初診後より定期的にご夫婦で通院し、服薬を開始した。妻によれば、ピリピリして周囲を見回したりする行動が減り、妻と笑顔で話す時間もあるとのことだった。「もう薬をやめてみたい」ということで、二度ほどチャレンジしてみたが、妻からやっぱり具合が悪くなるとの報告があり、高橋さんも納得して服薬を継続している。若いころに好きだったチェロをまた始めて、夫婦でコンサートにも行くようになったとのことである。

第3章　外来で急性期を乗り切る

急性期は突発的にいろいろなことが起こりうるので、通院間隔を短くし、臨時の受診や電話連絡ができる体制があることが前提となる。また当事者の家族や、一人暮らしであれば親しい友人や会社の仲間など、当事者との接触が多くて協力的な人がいてくれるかどうかも大きい。入院してもらえると治療者は安心だが、当事者にとっては、治療者がそばにいてくれて安心できる場合もあるが、慣れない環境で他人に取り巻かれている状況は、それだけでも相当なストレスになる。環境になじむ努力を強いることになるので、外来で急性期を乗り越えられればそれに越したことはない。もちろん診断をじっくり再考したい、多飲水などの問題行動をこの際治療したいなど、入院目的が治療者の側にある場合があり、また主婦が家事から離れられる、険悪になっている家族から距離をとることができるなど、当事者にとって入院したい理由がある場合もある。総合的な判断が求められるわけである。

1 急性期の過ごし方についてプランを立てる

精神症状によって学校や仕事などのふだんの生活が破壊されてしまったように見えるかもしれないが、実際は生活の破たんから精神障害は始まる。なぜ生活は破たんしたのか、それをどう回復していくことができるのか、どのような生活を目指していくことが本人や家族にとってよいのかを手探りすることが回復の第一歩である。精神症状があるために生活が破たんしたのではないように、精神症状がよくなればおのずと生活も回復するわけではない。生活する力を取り戻すために可能な試みを行い、また環境からの負担を減らしたり、力を伸ばせる環境へと方向転換することも一緒に行っていく。症状の軽減と、生活する力の回復と、環境との相互作用は密接に絡み合っているので、単純にどれかだけを取り出すとうまくいかない。

次のような事柄が回復の目安になる。このことはわかりやすく本人にも家族にも伝え、回復の階段を一緒に登っていることを実感できるように工夫する。毎回の面談で、回復してきているところが見つかれば、一緒に喜ぶことで、当事者や家族は安心し、信頼関係ができてくる。

- 疾患に罹患したことや精神症状への認識（病識）
- 薬物療法などの治療の必要性の認識（これも病識の一部）
- 睡眠・食欲・生活リズム
- 衝動的な行動化の抑制能力
- 日常的な刺激への耐性、対処方法の回復
- 日常生活維持の能力（身だしなみ、金銭管理など）

・対人関係能力（家族、友人などまずはインフォーマルな関係）

特に母親は、細やかな目で見ているので、日常生活をどうしたらよいのか、悩むことが多い。話し合って具体的な過ごし方を決めておけると当事者も安心する。

2 薬物療法の方針を伝える

急性期から回復期にかけては、通常は一般的な薬物アルゴリズムで十分対応できるように筆者は感じている。当面当事者が苦痛に思っていること——眠れないなど——に的を絞る。その薬にどんな効果を期待しているか、起こりやすい副作用とその対処を説明する。副作用プロフィールに応じて、個人に合わせた選択や飲み心地を大切にする。そのために毎回丁寧に、体調や生活など、薬を飲んでいて変化があることを聞いていく。

増量するのか、減量・変更するのかといった判断に迷うときには、しばしば治療者の焦りがあり、アルゴリズムの基本を守ることは、投薬が行き当たりばったりになるのを防いでくれるように思う。そして当事者には「何が苦しいのか」「どれくらいでどのようによくなるのか」

「そのためにどう過ごしてほしいか」ということをわかりやすく、繰り返し伝えていく。

3 急性期の面接の工夫

筆者は、それぞれの人生の中でどのような心的な過程があって、何が本人にとって負荷となって破たんしたのか、本当はどうなりたいと願っているのかを絶えず心の底にとめておくよう心掛けている。まず初診で大きなあらすじを書いておくが、その後も何回かかけて、本人やご家族から丁寧に生活歴や家族歴を聞いていく中で、このことは浮かび上がってくる。それを本人と分かち合えることは急性期の時点では少ないし、こうした心の過程を精神療法的に取り上げるには、あまりにも本人が混乱していたり苦痛が大きかったりして、無理であることが多い。また、本人がなぜ調子を崩したかを理解できたからといって、精神症状が軽減するなど治療にすぐに役立つ、ということでもない。しかし奇妙に見える訴えを繰り返したり、理由のわからない些細に見えることへの固執など、共感しがたい、いわゆる精神病状態の裏側に、そうした本人の心の過程があるのだという理解は、本人への共感的態度になって現れるし、実際に耐えがたい常同的な訴えも、少し理解できるようになる。そうした態度は、患者本人にとっても、寄り添ってもらえる安心感があるのではないだろうか。そしてこうしたつきあい方は、その後回復期に入って、生活の再建を試みようとするときに、人生の再進路を見出していく指針に直結してくるし、急性期からうまく回復しない場合など、心理社会的治療をさまざまに工夫する必要性が高まったときに、よい手がかりとなる。

「本当は、こうしたいと思っておられたんですね」という、病気が始まる前の本人の願い――それは発症の契機をはらむ、本人にとっては飛躍を期す課題であることがほとんどなのであるが――は、その後も大きなテーマとして、特に再発時には立ち現われてくる。生活臨床では、こうした価値観を重視して、生活の建て直しと再発予防に役立てる。それが目につく暴露されたものであれ、秘めたものであれ、こうした人生の価値観が揺さぶられたときに、強い不安や焦燥が生じて、繰り返し同じ精神病状態に陥ってしまう。そのパターンについて急性期に理解できることがある。

4　幻聴や妄想など体験症状への対応

「現実には存在しないものを知覚している」ことが幻覚の定義であり、「ほかの人とは一致しない、現実と異なる認識をしており、それを修正することができない」ことが妄想の定義であるから、当事者の認識は周囲の人たちの状況認識とはそもそも異なっていることになる。本人は、「誰かが部屋の窓の外に来て何かうわさ話している、自分のことをいろいろ言っているに違いない。誰がそんなことをしているのか突き止めたいが、窓を開けるとさっと姿を隠してしまう。録音したものがあるので聞いてほしい」などと真剣に訴える。こうした体験症状について、伝統的な精神医学の教育では、「否定も肯定もしない、中立的な立場で話を聞く」「幻聴や妄想については、話を聞くとかえって病状が悪化したり、妄想の固定化などにつながるので、訴えを聞くだけにする」という扱いが一般的であった。

統合失調症を持つ人が、精神病症状を主体的に受け止めて、能動的な対処を行っていることを、すでにシルバーノ・アリエティ[*1]などが指摘していたが、自己対処についての考え方やその援助技法が発展してきたのはここ三〇年ほどであろう。認知行動療法の領域で、精神病症状への対応のパイオニアであるニコラス・タリエ[*2]は、七五パーセントの人が対処法を身につけて楽になったと述べているとし、「いろいろな対処法を試して、自分にあった対処法を身につけられるよう援助すべき」と述べている。現実と異なる認識をしていることについて、どのように取り組んでいけばよいか、という患者本人の取り組みである。こうした観察からはじまり、内的な幻覚や妄想をコントロールするために、個人が身体活動や環境や周囲の刺激を操作することが、治療者側からの働きかけとして、もしくは患者本人の学習によって試みられ、症状自己対処の技術は開発されてきたし、専門家による認知行動療法として発展した。認知行動療法ではその前提として、健康な人の心理との連続性が仮定される。誤った情報など、なぜ歪んだ認知・行動が引き起こされるのかを、了解しようとする（修正可能性）。それに沿って個々のケースに応じた状況刺激・認知・行動モデルを作成することが基本だが、これまでの「誤った認識だが修正不可能なので、中立的な態度をとる」という伝統的な対応からの大きな転換である。

こうした流れの中で、幻覚や妄想は「根拠のない認識」とは異なることがわかってきた。マリウス・ロームら[*3]は、その調査を通じて町中の聴声体験者（受診しているとは限らないので、幻聴のある人たちを彼らはこう呼んでいる）の中には、生活をうまくやっており一度も精神科にかかっていない人が多くいることに気づいた。そしてそれは個人的な体験であり、その人の生活史や社会的・情緒的問題にかかわると考えられるようになった。その人の人生の中で必然的に生じた個性の一部としてとらえ、共存していこうとする見方といえるだろう。

わが国で独自な発展を遂げているのが、浦河べてるの家の当事者研究[*4]である。べてるの家では当事者が集まって昆布の販売などを行っていたが、一九九一年にＳＳＴが導入され、自分たちの手で自分たちの目標を追求する手段として活用されるようになった。ＳＳＴでは対人関係などの生活課題に対して、「起きている問題」と「対処に困難を抱えている当事者」を分けて考え、自分が抱えている課題や苦労を自己観察しながら、より良い方法を練習していくやり方が行われ、べてるの家の支援構造がこれによって大きく変化したといわれている。[*5] その後徐々に、当事者自身が「自分で自分を助ける」「皆と共に」行うやり方が明確になるとともに、自分の中でなぜ困難が作り出されていくのかを探求する当事者研究が発展してきた。怒りや不安などの感情がもたらされる契機として、つらい生活上の出来事があること、その結果幻聴や妄想が惹起されること、生活史から来る抑圧的な体験がそこに介在していることなどが基本的な考え方である。当事者たちが切実で苦しい体験を語りながらも、その中に笑いと生きる希望をにじませて、周囲の共感と支援エネルギーを引き出していく力によって、当事者研究は大きなインパクトを持ち、全国各地で同様の活動を目指す動きが広がった。

このように見てくると、精神病体験は当事者の「本音」と連なっていることが理解される。現実の対人関係の持ち方が、幻聴という当事者にとっては第三者とどのようにかかわるか、つまり幻聴にどのように自己対処していけるのかに影響するという認知行動療法の知見[*6]もある。しかししばしばそうした「本音」はふだんは隠されており、穏やかで感情に乏しい人として振る舞っていることも多い。ひとたび「本音」が語り出されると、深刻な幻覚妄想状態へと駆り立てられていく前兆であることが多い。平常と精神病症状とを行きつ戻りつしながら、「本音」を安全に話していくためには、認知行動療法の治療的な枠組みや、べてるの家のように仲間と共に探求する構造が必要になるのである。

急性期で体験に翻弄されているときには、当事者と一緒に体験症状に取り組むことは困難な場合が多いが、そうした視点で治療者が観察したり、場合によっては当事者と話し合うことは、回復に伴って、体験症状の理解の素地になっていく。治療者は一緒に幻覚や妄想の世界に入っていったり、それを外から客観的に眺めたりすることができる。そうした治療者の姿勢は、当事者が回復していくときのモデルになる。

5 家族を支える

当事者が混乱を極めており、理解に苦しむ訴えを繰り返したり、制御不能な行動化が頻発したりするときや、家族が巻き込まれて治ることの保証を繰り返し求めるようなときには、治療者もこれらに圧倒され、こうした家族を負担に感じることもまれではないと思う。これまでの治療関係がある場合には、その裏にある心の襞を想像することができるし、初診の場合にも、第1章で触れたように生活歴を丹念に拾うことで家族の心情を理解し、本来の家族の様子を想像して、いずれ家族も落ち着いてくることを期待することができる。何しろ当事者が回復していくことが、家族には一番大きな薬である。それまでは家族と向き合う時間を短くてもよいから持つようにして、治療者が家族のことを気にかけていることが伝わるようにする。いつもと違う当事者にどう接してほしいか、具体的に伝えることも、家族の安心につながる。

6 治療者の消耗を防ぐ

統合失調症の華々しい精神病状態は治療者にとっても苦しいものであるので、筆者は仲間の大切さをいつも感じている。治療者が治療者仲間と共に、患者さんを冗談の対象にすることは、倫理的にも精神療法の枠組みからも望ましいことではない、というのは誰でも知っていると思うが、それでも普遍的に治療の現場では行われている。その弊害をよく知り、節度を守るのならば、治療者が巻き込まれたり疲弊しないですむ効用があると思う。もちろんそれ以上に、仲間が治療の急場をしのぐ知恵を貸してくれたり、実際に具体的な支援をしてくれる効用のほうが大きいとは思うが。

7 うまく急性期を乗り切れないとき

- **診断の見直し**——治療がうまくいかないときに診断を再検討するのは鉄則である。
- **精神症状と薬物療法の再検討**——ノンアドヒアランスの可能性について検討してみたほうがよい。患者さんやご家族が薬物について誤った知識を持っている場合もあるし、治療に両価的な感情を持っているなど服薬心理について留意が必要な場合もある。治療者が標的としている症状と患者さんが治りたい苦痛との間に開きがある可能性もある。薬物療法を再検討する際、アルゴリズムに沿ったシンプルな処方であればずっとやりやすくなる。前述したように過去の治療履歴がよい参照先になる。
- **当事者や家族が治療に希望を持てているかを検討する**——性急な改善を期待していたり、強い絶望感から先行きを悲観的に考えていたりする場合には、なかなか治療者の思い描く治療にのってくれなかったり、先走って失敗してしまう。小さな進歩でもよいので積極的に評価して目に見える形にして皆で共有する。できれば「食事がおいしく感じた」「散歩で気分がよくなった」などわかりやすい目安を作れるとよい。医師や看護師はどうしても精神症状を目安にすることが多く、もちろんそれは回復の重要な指標ではあるが、患者さんの気持ちとは合致しないこともあるだろう。

- **環境要因が負荷になっていないか検討する**——回復が進展しない場合に、取り巻く環境が影響していることがしばしばある。自宅の場合には家族の強い不安や過剰な世話焼きが負担になっていることがある。家族への支援、ことに家族心理教育や訪問が役立つ。
- **治療者の孤立を防ぐ**——なかなかよくならないときに、しばしば若い治療者では不安や自責の念を感じ(場合によっては周囲の批判的な空気が実際にあるかもしれない)、心理的に孤立してしまうことがある。その中から安心感の持てる治療を生み出すことは容易ではなく、回復を待つことや創造的な治療計画も難しくなる。治療チームの中で治療計画を共有することはそうしたことを防いでくれる。また回復の過程は個別性が高く、統合失調症の回復にはしばしば時間がかかることを知識としてしっかり持ち、また過去の治療履歴をよく参照する。

8 入院を考慮したほうがよい場合

当事者の状態だけでなく、家族や周囲の環境、外来でどこまで対応できるか、入院病棟の状況など、入院が望ましい場合には、さまざまな要因がかかわってくるが、ここでは当事者の状況によって入院を考慮する必要がある場合について考えてみたい。

- **希死念慮**——急性期では訴えて助けを求めることがそもそもできないことが多いので（自分の状態を認識したり、それを伝えることが困難）、周囲の人は突発的な行動化で初めて気づくことになりやすい。具体的に「死にたいと思うことはありますか」「どうやって死のうと考えたりしますか」「誰かわからないけれど、死ぬように命令してくることはないですか」「あなたを狙っている人がいるので、どこかへ逃げたくなることはありますか」などと聞く。当事者が説明できないことも多いが、うなずいてくれたりすることで、そうした体験を推測することができる。家族や友人にだけ、不十分ながらも死のうとしていることを漏らす場合もある。「今のあなたは自分を守れる状態ではないので、実際に死のうとするかもしれません。あなたを守れる安全な場所で治療したいと思います」と伝え、当事者が迷う余地がないように入院へと話を進めていく。「入院しましょう。そのほうが安心できます」など、繰り返し断定的に伝える。論理的に話しても理解してもらえないと思われるので、とにかく明確に繰り返し、しかし温かく伝えるのがよい。当事者が精神病体験の中で死ぬことを確信していて、周囲には漏らさないことがある。筆者の経験でも、突発的にビルから飛び降りた例があり、誰もその兆候がわからなかった。それでも過去の履歴の中で、急性期に死のうとしたことがある場合には、同じことが起こると思っていたほうがよい。

• **拒薬**――誤った情報から、あるいは以前薬を飲んだときの嫌な体験から薬を飲みたくない場合には、理由がわかれば話し合いの余地がある。急性期ではなかなか心のうちを話してもらえないことが多いが、それでも「薬を飲むと依存症になってしまうことが心配ですか?」「精神科の病気というレッテルを貼られて、人生おしまいになってしまうと考えていますか?」「薬を飲むと不快感があってつらかったですか?」など、いくつか可能性のある理由を尋ねると、かすかにうなずいてくれることもある。家族には話していることがあるので、家族からの情報は大切である。しかし落ち着いているときでも、統合失調症の人は思い込むと頑として譲らない人が多いし、まして急性期では新たな情報がなかなか入らない。時間をかけて話しても駄目であれば、切迫した危険がなければ無理強いせずに、とにかく次回につなぐことを考える。

外からは理解できない、妄想的な理由で薬を拒否する場合には、まず簡単に飲んでもらうことは期待できない。かつては水薬を家族に渡してこっそり食事に混ぜてもらうことが広く行われていたと述べたが、薬を飲んだ体験を話し合って投薬を工夫していくことができないし、家族の気持ちのうえでの負担が大きい。当事者が家族に対して猜疑的になることもある。水薬を用いるのはよほどの理由と覚悟が必要である。被毒妄想などから食事をとらないなど切迫した病状であれば、入院を考慮する。しかしそうなると、当事者の意志に反して投薬や注射を行うことになるので、強い抵抗にあうし、当事者にとってはトラウマに近い体験となる場合がある。それでも薬に反応して病状が改善してくれば、話し合って服薬することも可能になってくる。強制的な治療を長引かせないために、修正型通電療法を使う場合もあるだろう。強制的な行為を相手に強いるときには、誰しも険しい顔つきになるし、マスクやゴーグルをしていたらほとんど表情がわからないので、それも強いられる側からすると恐怖感を感じる体験だろう。なるべく穏やかな声と静かな表情で、「あなたがよくなるために役立つ薬です。今から注射しますが、しばらくすると眠くなって少し休めるかもしれません」などと説明する。後日回復したときには、こうした体験は当事者の中では闇に押しやられて、表には浮かんでこないことが多い。幻覚や妄想で混乱しているときの体験があまり残らないのと一緒である。しかし中には克明に覚えていて、非人間的な扱いを受けたと治療者を謗る人もいる。この違いがどこから出てくるのか、残念ながら筆者にはわからない。

・自傷行為――パーソナリティ障害の人の自傷と違って、急性期では生命にかかわるような行為に及ぶこともある。眼球に刃物を突き立てる、はさみで性器を切るなどである。理由は本人も説明できないし、周囲にもわからないことがほとんどである。なかなか予測できないが、これまでの既往でそうしたことがあれば、やはり入院して保護する必要がある。もう少し病状が軽く、自分を罰するために手首に傷をつけるなどの場合で、本人もそれを話すことができれば、「もう少しよくなってくると、そういう気持ちがなくなってくると思うので、とにかく次の外来までは危ないことをしないと約束してくださいね」などと伝える。この「約束」は治療者の安心のためにあるようにも思うが、それでも多少の役には立つだろう。

他害行為については、家族ともめて手をあげたといったことは起こりうるが、マスメディアで報道されるような犯罪行為は、未治療で本人の妄想を理解して助けてくれる人がそばにいない時に起こるように、筆者は感じている。楽観的に過ぎるかもしれないが、治療関係があって、被害的な体験に耳を傾けてくれる人がいれば、行動化されることは少ないと思う。ただし切迫した恐れがあれば、もちろん入院の適応となるし、標的となっている人に注意を促すなどの対応が必要だろう。

9 定期的な個人面接の方針をたてる

急性期においては病状に伴って随時の面接が必要になったり、毎日の短い会話が必要な場合もあるだろう。回復してくると定期的・定型的な面接を実施できるようになる。面接間隔や実施時間や同席者などの治療構造をまずは決める。そして共通の目標をどこに置くか考慮し、その目標に沿って薬物療法、ケアマネジメント、心理社会的治療などの要素を配置する。患者さんの自我の強さや対人反応から、希望を聞きつつも具体的な治療者の考えを明確にしたほうがよい場合と、なるべく一緒に考えることにして判断を本人にゆだねるほうがよい場合がある。統合失調症では前者が多いが、回復過程によってでも異なってくる。

10 生活の再建

本人の生活の様子――特に本人の嗜好や強みやもろさに目配りしながら、医療者や家族の保護のもとでの生活から、自身で判断し自身で行動する、より自律的な生活へと戻っていく段階である。環境をゆっくりふだんの生活に戻していくが、意欲が出てこない、やりたいことがないなど、しばらくは「抜け殻状態」になることが多いので、のんびりペースを勧める。逆にこういう時期に、またすぐ次の目標に、しかも以前失敗したときと同じやり方で取り掛かろうとして、失敗を学習できない人も結構見られる。だんだん成長すると、少しはブレーキが効くようになったり、一緒にうまくいきそうか検討できるようになるが、そこまでの試行錯誤は、「懸念を伝えつつチャレンジを見守る」姿勢が良いように筆者は思っている。治療者が受け入れて応援しているということで、自分に自信が持てたり、安心感が得られたりで、かえって無茶が減るように思う。

ある日の面接2

やっと自分の意見が言えるようになったケース

面接の具体的なやり取りは、筆者が経験した複数の症例からヒントを得たフィクションである。

崇さんは二〇代男性。社会人になってから一人暮らししていたが、ある日会社から両親に連絡があり、「会社での様子がおかしい。ここ三日ほど出勤していないので、心配して電話した」とのことであった。忙しくて実家にも帰れないのかと思っていた両親が、びっくりしてマンションを訪ねると、散らかった部屋の中で崇さんが布団にくるまって震えていた。食事も満足にとっておらず、そのまま両親に連れられて受診し、活発な幻覚妄想状態であることがわかった。治療が開始され、精神症状は改善したが、実家で服も着替えず、ひげもそらず、一日中ごろごろしている状態だった。使い道がはっきりしないが高額の借金があることがわかり、父親がマンションを処分したりして何とか整理をつけた。父親が厳しく問い詰めたが、借金のことを崇さんはしゃべろうとせず、その後は父親を避けていた。母親は毎日枕元に行って、お風呂に入りなさい、ひげくらいそりなさい、などとこまごま心配するが、崇さんは返事をしようとしなかった。通院はいつも母親が同伴していた。

ある日、急に崇さんが一人暮らしすると言い出し、両親が反対しても頑として言うことをきかず、困った両親が崇さんを連れて受診した。
面接者「今日はどうされましたか」
父「突然一人暮らしすると言い出して……ついこの間やっと借金を返済したばかりなのに。部屋はひどい状態だったし、お前は一人暮らしする資格がない」
母「お母さんもまた具合が悪くなると思うから反対よ。今だってお母さんが薬を飲むように言わないと飲まないし」
崇「………」（そっぽを向いている）
面接者「ご病状が良くなってきたので、確かにこれからどうしていくか考える時期ですね。いろいろな可能性があると思うので、どういう方向でやっていくか、ご一緒に考えてみましょう。次回はいつもの外来の時間でなく、ゆっくり話せる時間に予約します」

＊

次回は外来の中でも広い部屋に白板を持ち込み、看護師にも参加してもらい、まずは皆でこれからの可能性について、何でもよいからアイデアを出してもらうことにして、それを白板に書きだした。実家での生活と一人暮らしはすぐ出てきたが、選択肢を増やすために、看護師や面接者がグループホームやデイケア通所をしてから考えるなどのアイデアを出した。その後それぞれの選択肢について、皆で良いところと問題点をあげていったが、両親がまず経済面と病状悪化の心配を述べた。グループホームなどの社会資源については看護師が説明して、良いところと問題点をあげてくれた。面接者から崇さんに、「一人暮らしはどうですか」と水を向けると、崇さんは「今はお金がない」「寝たり起きたりが自由」とはっきりと話したので、「実家の生活は窮屈ですか？」と聞くと、「親に迷惑かけたから……心配もさせたし。仕方ないとは思っている」と述べた。初めて両親への申し訳ない気持ちが語られて、両親はちょっとびっくりしていた。

母「病気のことも心配なのよ」

崇「………わかってる」

面接者「崇さんは申し訳ないという気持ちなんですね」

母「一人暮らしが夢だったものね」

面接者「これからの可能性についていくつか考えて、それぞれ良いところと問題点があることがわかりましたね。ご両親や崇さんの気持ちもわかりました。崇さん、どうしたいですか？」

崇「デイケアに通って、アルバイトでお金をためて、それで一人暮らしする」

父「まあそれだったら、いいいな」

母「うるさく言うのは心配だからなのよ。でも気をつけるわ」

崇さんが現実的な選択をしてくれて、皆でほっとした。もちろんまた社会に戻って一人暮らしするようになるまではかなり時間がかかると思われるが、何とか最初の一歩が見えてきた。両親にも家族心理教育に参加してもらうことを面接者は勧めた。

第4章

入院時の面接

一般的に入院治療においては、ふだんの生活の中でたくさんの重荷を背負っている人に、まずは休息の場を提供しながら、可能であればふだんできない自分の内面を探索し、新たな自分を模索することを支援する。病棟での面接は病状や個々人の対話能力によるが、週一〜三回程度行われるので治療関係が深まりやすいし、当事者の対人関係の特性はスタッフや入院他患との関係として実体化してゆく。病棟では、二四時間生活を共にすることや、入院という保護的な場でそれまでの生活の殻が破れて、生の苦悩や感情が露出しやすい状態となっていることから、短時間のうちに濃厚な対人関係が形成されやすく、そのため病棟は本人の対人関係のありようを映し出す鏡の役割を果たす。スタッフも集団を形成しており、患者集団とのダイナミックなかかわりがある。

ただし、入院病棟の中で一般的に起こるこうした対人交流は、当事者のもともとの外界への関心や外界にかかわる能力によって異なる。統合失調症の人はそもそも内部に抱えた体験症状に翻弄されて入院となるので、幸か不幸か入院環境からの影響は案外少ない。病棟で何らかのトラブルがあるときに、その渦中にあるのはパーソナリティ障害の人が多いし、気分障害圏の人はトラブルを収めるために尽力することが多い一方で、統合失調症の人たちは自分のベッドにこもって何が起きているのか関心がないように見える。したがって、入院中の個人面接でも、統合失調症の人の場合には、病状が回復してくると、外来での面接と同様に、本来の生活の場をテーマにした面接になってくる。

入院中は、回復のプロセスについて、診察ももちろんであるが、病棟での看護師や作業療法士などの観察、家族からの情報、仲間との様子など、多角的な情報が得られる。異なる場によって生じる反応の統一的なパターン（心理学的に仮定される反応の普遍性、もしくは人格）と、その場に応じた反応の変化（行動学的な環境との相互作用）との両方が、回復についての手掛かりをもたらす。

1　入院時の面接

入院時に本人は、第二章で述べた外来の初診時に行う面接に加えて、精神保健福祉法に基づく行動制限などの説明と同意や、入院生活についての説明（例えば服薬の時間になったら放送があるので、各自がコップをもってホールに集まるなど）や、トイレの場所など病棟の構造や、持ち込める私物の制限や管理や、携帯電話の使用ルールなどなど、洪水のような情報に見舞われる。統合失調症の人はそうした情報の把握は苦手なので、ルールを守れず他患から苦情が出てくることがある。そこで、情報はなるべく小さな単位に分けて、少しずつ伝えるようにする。入退院時の対応については、大森一郎[*1]らのわかりやすい論文があるので参照されたい。

- 面接ではまず、病状の確認をして投薬や検査計画を立てることと、当事者の入院に際しての希望や不安にこたえることと、携帯電話の使用や家族との面会など、当事者が最も気になることに的を絞って話す。その後少しずつ成育歴や家族歴などを聞いていく。
- 病棟生活について、看護師と一緒に簡潔で具体的なオリエンテーションをして、あらましどんな生活を送ることになるのかを当事者や家族がイメージできるようにする。またわからないことは誰にどう聞けばよいか、明確に伝える。その日担当した看護師が翌日も病棟にいるとは限らないので、そうしたことで混乱しないようにあらかじめ説明しておく。
- 大まかでよいので、今後の治療や検査、回復の見込み、退院の目安を話す。
- コロナ禍で一般には個人の判断となっても医療機関ではマスクを外すのは難しいが、なるべく笑顔で、ゆっくりと分かりやすく話す。
- 大切なことは繰り返して説明する。
- 診察室の中だけでなく、時々病室をのぞいて、声をかけたり、困っていることがないか尋ねる。そしていつでも助ける人がいることが入院のメリットであることを説明する。
- 家族には、いつ、どのような形で、本人の病状について説明を受けられるか伝える。

なお、できればあらかじめ当事者と家族に入院病棟の見学をしておいてもらう。ベテランの師長さんに穏やかに説明してもらって、入院への不安がだいぶ軽くなることがある。安心してもらうためにも、病棟はなるべく明るく清潔で、スタッフや患者さんたちが穏やかに過ごしているように心がける。言うは易し、行うは難しではあるが。

2 非自発的な入院時の面接

まずは何とか自分の足で歩いて病棟に入ってほしい。外来で何回説明しても当事者の同意が得られないために非自発的入院になるわけだが、「なんだか気持ちが高ぶって落ち着けないように見えます。夜も熟睡できていないのでは。ゆっくり休むと楽になってくるので、いつでも専門家が対応できる入院病室で治療しましょう」という趣旨のことを、相手の状況に合わせながらも繰り返し話す。論理的な説得はまず難しい（それができるなら自発的な入院になっている）。当事者が困っていることがあれば、それを一緒に解決しましょう、と話す。筆者の経験でも、搬送業者に連れてこられて、外来で初めて顔を合わせた患者さんが、恐怖でしり込みしつつも、周囲に細菌がばらまかれているといったことを断片的に訴えたので、まず体の調子を見ましょう、血圧を測ったり理学的所見をとったり、一通り検査しましょう、と提案したところ首肯してくれて、一緒に病室まで歩いて行けたことがあった。

妄想などの病的体験はじっくり聞くことが大切である。そのために破局的な状況になっていると本人は思い詰めているので、耳を傾けてもらえると態度が柔らかくなることがある。ベテランの看護スタッフは、説得しても無駄なことが多いと考えて、手早く入院させてしまおうとすることがある。手際よく入院させる方が、だいたいスタッフの受けが良い。愚直に三時間も話を聞いていたら、スタッフに呆れられることもある。もちろん相手もこちらも疲れきるまで頑張るのはやりすぎとしても、それでもぎりぎりまで話を聞くほうが、その後の治療関係が違ってくるのは明らかである。

こういう入院の時、当然スタッフも当事者や家族も、険しい顔をしている。途中でお互い水を飲んだりして一緒に一息ついたり、傍らの家族に、穏やかに入院生活について説明してみたり、体験症状のために猜疑的になっている人に、少しでも味方だと思ってもらえる努力をする。食事や薬などに注文があれば、可能な範囲で受け入れる。筆者の後輩で、非自発的入院の時にはどうしても興奮してしまうので、抗不安薬をあらかじめ飲んでおく医師もいた。

頑固に説得に応じず、スタッフが業を煮やして当事者を叱ったり、奇妙な訴えを笑ったりすることがある。それは害あって一利なしである。

まったくの興奮状態で、そもそも会話が成り立たない時には、やむなく鎮静剤や保護室を使用せざるを得ないが、それでも「あなたの安全を守るために、入院治療を行いますよ。脳を休める薬を注射します」などと簡潔に伝える。筆者が勤務していた病院の救命救急センターで、意識がはっきりしない患者さんに対しても、スタッフが「お体を調べるので採血しますよ。針が刺さるので少し痛みがあります」と声かけしているのを見て、感心したことがある。

隔離などの状態では、状態観察の頻度について法的な規定があるが、それだけでなく、ときどき顔をだして、「何か辛いことはないですか」などと簡単な問診をする。相手が横たわっていたら、こちらも床に座るなどして、見下ろす体勢にならないように気をつける。

3 入院後の定期的な面接

第1章で述べた基本形の面接を、定期的に行っていく。

- 入院間もない頃は、これまでの生活歴など、当事者を理解するために必要な情報を少しずつ聞いていく。「一番楽しかったのはいつごろでしたか?」と聞き、その頃の様子を詳しく訪ねると、当事者が回復したときの姿、できれば取り戻したい自分の姿が想像できるし、治療目標を共有しやすい。「じゃあ、サッカーのレギュラーを目指して頑張っていた頃のような、元気な毎日に戻れるように、一緒に治療していきましょう」などがその例である。ずっと周囲から疎外された体験が強く、「良い時期はなかったです」という人もいる。その絶望感や自虐的な気持ちに思いをはせる必要がある。

・基本形の面接では、リアルワールドは学校であったり、会社であったり、実際の社会生活だが、入院の場合は、当初は小さい頃からの生活であるか、病棟での生活になる。精神症状とともに、病棟での様子が治療チームから伝えられるので、その時点での社会機能のアセスメントができる。スタッフは「作業療法に毎日出られるようになるといいですね」など病棟生活の改善を目標にしがちだが、当事者にとってはかりそめの場である病棟での目標はあまりピンとこないことが多い。気分障害など現実感覚が保たれている人とそこが異なる。統合失調症の人では、「また仕事ができるようになると思うので、肩慣らしだと思って作業療法をやってみませんか」などと結びつける。また実際のアクティビティが当事者の嗜好にこたえられる多様性を持っていたり、絶えず退院する人たちがいるなど、療養の場として当事者や家族が受容できるように、私たち専門家は努力する必要があると思う。

- 外出や外泊ができるような頃には、本人の希望する社会参加に向けて準備していくので、リアルワールドは家庭や学校や会社になる。退院していきなり出社・登校、ではなく、まずは家庭で過ごしながら準備することも多いので、家庭は重要なリアルワールドである。当事者と家族とで心理教育を行って、家庭での過ごし方や、お互いの対話、意見の一致しないことなどについて話し合い、当事者と家族双方にとって入院前の緊張した関係を改善したい。社会参加の準備としてデイケアを利用することも一般的であるが、見学して、興味を持てるか、通いたいと思えるか、よく本人の気持ちを聞く。なかなか自分の気持ちを話すことに慣れていない人では、デイケアに通いたくないと思っていても、治療者に合わせて、実際に退院になるとデイケアに現れなくなるといったことが起こる。

4 家族との面接

当事者と家族との関係や、家族の希望によって、どの程度家族との面接を行うかは異なる。一般に家族ほど当事者のことを真剣にサポートする人はおらず、統合失調症の経過に与える影響は大きい。同時に家族の負担は、経済面なども含め、とても大きなものがある。家族自身の精神的健康が損なわれたり、睡眠導入剤を求めて受診したりすることがみられる。統合失調症の人との生活は、「火山のそばで生活しているようなもの」とたとえた父親がいた。

- 入院時、当初の治療方針の変更、初めての外泊前、退院時など、節目になる面接は、当事者・家族と治療チームのメンバーで一緒に行う。
- 初発時や、当事者の病状が重く、家族の不安が強いときには、可能な範囲で面接を設定し、家族の疑問に答え、治療者が家族のサポートも行うことを理解してもらう。当事者の具合が悪いときには何を言っても家族の不安が収まらないことがあり、具合が良くなってくると「ふつうの家族」になってくる。
- 当事者と家族との関係が悪く、批判的であったり、毎日病棟に電話して過剰に関与しているなど、いわゆる高い感情表出の家族であるときには、単一家族への心理教育や、複数の家族が集まる心理教育グループを設定する。家族心理教育については優れた成書[*2]があるので参考にしてほしい。
- 家族との外出や外泊の際には、連絡用紙などを利用して、家族から見た様子や心配なことを報告してもらう。
- 家族会を紹介し、参加を勧める。

5 外泊前後の面接

外泊は、回復してきて、元の生活に戻るための練習と位置づけられるが、入院で慣れない生活を送り、いろいろ我慢してきたことへのご褒美（当事者がさらに回復に向けて進んでいくためのインセンティブ）という意味合いもある。まずは外泊できるようになったことを一緒に喜びたい。そして外泊でどんなことをしたいか、どう過ごしたいか本人の心づもりを聞いてみる。我慢していたゲームを思う存分やりたいとか、ラーメンを食べに行きたいとか、具体的なプランと意欲があるのはよいことで、受け入れつつ、睡眠や服薬や休養はきちんとしてほしいことをお願いする。そして最初はなるべく自宅で過ごしてもらう。

感情が平板化していて意欲がみられない場合や、陰性症状のために自分なりのプランを立てることができない、どうせ楽しめないと感じている場合[*3]には、「お母さんの料理で食べたいものはありますか？」「時間があるときによく楽しんでいたことはありますか？」などと楽しみを思いだせる手掛かりを提供して、一つでも外泊でよかったことがあるように一緒に考える。

被害的な体験で入院してきた人であれば、恐る恐る外界に出てみることになるだろうから、入院前と比べて何か変化があったら教えてほしいとお願いする。薬物療法が奏功している場合には、「前みたいに嫌がらせされなかったです」という、うれしい報告を受けることになる。ただし、これは直ちに病識へとつながっていかない。経験のある人には首肯できるだろう。体験症状をどう病識と結びつけるかは、あらためて述べる。

家族は、入院前の病状が厳しかったり、入院に至るまでが大変であったりしていると、心配しながら本人の様子を見ていることがある。外泊前には治療者も入って家族と本人で会ってもらい、どうやって過ごすか話し合っておいてもらうと、家族は回復を実感でき、また具体的な行動指針を得られて安心する。あらかじめ「ゆっくり休ませてあげてくださいね」などとお願いしておいても、外泊後に「食事してテレビを見て、あとはごろごろしていて、元気な頃と全然違います」「ひげをそらないし、お風呂も入りたがらないです」など、切々と急性期後の変化を訴えてこられる家族もいる。陰性症状の理解はなかなか難しい。回復していない、かえって具合が悪くなったと感じる家族もいる。家族心理教育を企画することになるが、とりあえずは「入院前は本人の脳は過活動状態だったと思うので、ゆっくり休めるようになったのは回復へと一歩踏み出したということです」と伝え、当事者や家族が失望したり焦ったりしないようにする。家族にも、「ちょっとしたことでよいので、良くなったと実感できるようなことがあれば、ぜひ直接本人に伝えてあげてください」とお願いする。

自宅の環境でストレスとなることはないか、家族が困っていることはないか、情報収集し、退院までにできれば改善を試みる。

6 幻覚や妄想への対応

基本的なことは、第3章「急性期を外来で乗り切る」のところで書いているので参照されたい。いずれにしても、「電磁波をかけられて体がしびれてくる。電磁波をかけているぞとささやき声がする」などの体験症状があって入院し、それが治らないと退院できないという短絡的なものではない。体験症状を聞いて、病気の症状であるからと取り合わないでいると、当事者はわかってもらえないと感じて、心を閉ざして妄想を心の底にしまい込んだり、ますます言い募ることが起こる。臺弘は体験症状をメビウスの輪になぞらえた。[*4] メビウスの輪は、一本のテープを一回ひねってから端と端をつないだもので、テープの表の部分を指でなぞっていくと、いつの間にか裏側をなぞっており、さらにそのままなぞっていくとテープの表側に戻っているというものである。当事者からすると、連続的な体験の流れの中に、妄想的な体験が表れて、しばらくするとその体験はまた日常生活の体験に置き換わっている。そのために当事者は、回復してくるとほとんど体験症状については話さなくなり、場合によってはおぼろげにしか思い出せなくなる。そういう場合には、「入院したら、ここは電磁波がないので大丈夫です」などと話して、あまり疑問を持っていない様子である。そのまま退院していくが、ストレスがかかる状況に陥ると、再び全く同じ体験が立ち現れてくる。しかも、再発を繰り返すことで、より小さな刺激でも再燃しやすくなる。臺はこれを履歴現象と名付けている。[*5] こういう特質から、一緒に体験症状を話し合ったり、病識を求めるのは難しい。どのように対応するか、第5章リハビリテーション期の面接の中で考えていきたい。また病識とはどのようなものであるのか、そして現在どんな治療法があるのか、興味のある方は拙著[*6]を参照していただければと思う。

回復したときに、体験症状と通常の世界の認識が同時に存在すること――「二重の見当識」と呼ばれる――もよくみられる。集合住居で近所の人に挨拶したり、通常のつき合いをしているが、一部の人たちがカルト集団に属していて、自分のうわさをインターネットで流していると実は思っている、などがその例である。日常生活に障害が少なく、その人なりにやれていれば、二重の見当識は役立っていることになる。体験症状を語ったときに周囲から疎外されたことがあり、それからは容易に表に出さないようにしているのも、その人の適応能力といえるだろう。妄想がずっと持続していても、それでよいと筆者は考える。しかし、例えば被害妄想が核になって、周囲に対して猜疑的になっており、かかわりをなくして孤立していることがあれば、当事者に社会的な不利をもたらすだろう。少なくとも体験症状を理解している治療者がおり、当事者の存在価値を認めていて、その人の美点に気づいているとしたら、細いかもしれないが社会とつなぐ糸になれるだろう。

7 いわゆる「問題行動」への対応

統合失調症の人は、急性期には特に衝動の抑制が難しくなり、周囲の暗黙のルールに気づけずに、病棟で行動が逸脱してしまいやすい。例えば、夜間に間食をするので周囲の人が目覚めてしまう、自分の好みの室温にするためにエアコンの操作を断りなくやってしまう、などである。病態からしてやむを得ないことなので、統合失調症の人は一人部屋がよい。本人もそのほうが安心する。叱ったりするのではなく、スタッフが丁寧に理由を説明する姿は、ほかの入院患者の手本になるだろう。

一方で、入院患者同士の対人関係からくるトラブルは、気分障害やパーソナリティ障害の人と比べて少ない。ただし病状が悪いときには性衝動の開放や唐突な異性への接近などが起こりやすく、そうした行動が情動の不安定化を招くことがある。治療を目的とする環境では、恋愛や性愛行動があると、集団の穏やかな人間関係にきしみを生じ、うわさや反発が起こり、対象となる人を疎外するような感情的な動きや、そうした人間関係からの引きこもりなどがみられる。恋愛や性愛行動は人間の欲求に根差すもので、衝動やねたみも引き起こしやすい。集団の中で起こるきしみは、実は学校でも会社でも起こる。社内恋愛禁止が暗黙の了解となっている会社は結構あると思う。その会社のなかで働きながら、個人の恋愛の自由を追求するためには、守秘する自我機能とスキルと抑制機能が必要である。統合失調症の人はそうしたことがしばしば苦手で、守るべき親密な関係をすぐに他者の目にさらしてしまう。

治療・支援の場での恋愛や性愛行動は、行動制限などと同様に、個人の自由や権利とのぎりぎりのせめぎあいだと思う。治療環境を守り、個人を衝動から保護するための関与をスタッフ皆で真剣に考えていく作業が求められる。行動化に対して、仲間の患者さんたちが、「私もつらいときがあったから」と擁護するのを聞いて、ハッとさせられることがある。病棟スタッフやほかの患者さんたちからの突き上げで、問題行動に対して臨時の面接がもたれることも起こるが、一律に「病棟のルールなので禁止」ではなく、個人の心情への理解も踏まえながら、面接でどう行動するのがよいか、一緒に考えていけたらよい。主治医や受け持ちスタッフが周囲から責められているように感じて、ことさら厳しく注意してしまうことも起こる。こういう場合、看護師長や病棟医長など、病棟管理者が双方の立場に立って理解を示しつつ、担当者や当事者を守ることが求められる。

8 退院要求時の面接

まだ病状が改善しておらず、退院への道筋が見えない時期だからこそ、急な退院要求が起こる。その際の面接では、精神保健福祉法で定められている手続きを踏むことがまずは優先されるが、「なぜ退院したいのか」話してもらうことを目指す。突発的な要求と見えても、伏線が必ずある。しかし当事者がそれについて説明できることは少ない。できないといったほうが正確かもしれない。しかし、病棟の様子を熟知している看護師にはたいていは推測がつく。またヘルパーさんなど、専門家としての権限のないスタッフに、安心して気持ちを漏らすこともある。これまでの入院時の様子や、自宅や社会での生活の様子も踏まえて、当事者が「今この場から離れたいと思っている」理由を想像しつつ、面接で取り上げてみる。その人なりにずいぶん周りに合わせていたので、我慢の限界になって、ということもある。つらさや、やむを得ない思いをくんで、それをやわらげる手立てを提案したり、例えば環境を変える部屋替えや、一時的な外泊などを工夫する。

退院したいという気持ちの底に、自殺衝動や体験症状に基づく行動化の圧力が推測される場合には、断固として「あなたを守りたいので、今は退院はできません」と伝えることになる。

9 退院時の面接

まずは苦しい病状を乗り切って、退院にこぎつけたことを一緒に喜びたい。そして治療者から見て、約束を守って煙草を吸うことをよく我慢したことや、他患にやさしかったことなど本人の美点と思えるところで、しかも当事者の価値観にもかなっていることをしっかり評価する。これは外来で治療を続けるときの財産になる。苦境のとき、焦っているとき、落ち込んでいるときなど、一緒に思い出して当事者を支えていく言葉になるからである。家族に対しても、同様の対応をする。

退院時は、持参する薬の確認、退院後の通院、どんな生活を送ってほしいか（送りたいか）などなど、諸手続きのほかに確認しておくことがたくさんある。それ以外のことにあまり時間はさけないが、一緒にやってきて、無事回復したことを治療者として喜んでいること、一緒のチームでこれからもやっていきたいことを、もう一度強調して締めくくりたい。

第5章

リハビリテーション期の面接　社会参加を目指して

統合失調症の人たちは、生きづらさ（生活障害 disability）を抱えている。その基盤には、神経認知、社会認知、自己認識、メタ認知の障害などがある。そして障害（disability）には以下の特徴がある。

- 障害は固定的なものではなく、回復や再発などの状況に伴って、また成長や加齢など生涯にわたって変動する。
- 障害が実際にどの程度生活のしづらさを規定するかは、環境要因の影響が大きい。一人で歩行ができなくても、車いすを利用し、バリアフリーの環境であれば職場で働くことができるように、精神の障害も、周囲からの支援によって、また周囲が障害をどう受け止めるかによって大きく変わる。
- 「特定の原因→特定の障害」という一対一の関係ではない。疾患横断的に障害は存在する（いろいろな疾患で同様の障害は起こってくる）。
- 個人差が大きく、疾患の診断名だけで障害を推しはかることは無理がある。

こうした人たちの生活支援には、社会生活の困難が広く存在するために、多職種チームが不可欠である。そして当事者や家族もチームのメンバーでなければならない。当事者が見ているもの、家族が日々感じていること（経験知）と、専門家の知識や評価には距離がある。専門家は当事者や家族の経験知を尊重しつつ、対話を重ねて、皆が同意できる結論を見つけていくことを目指す。

- 当事者も治療者も、支えあえる仲間が必要である。そしてワンチームで回復に取り組んでいくうえで、チームメンバーは対等である。これは例えば、急性期病棟で職種内に明確なヒエラルキーがあるのとは異なる。今までの医療現場にはない文化なので、意識して作り、維持するための努力を辛抱強くしていく必要がある。
- 生活や生きがいを含めた当事者の内面とのかかわりが求められる。

以上のように、この時期は障害（disability）とつき合いながら生活を取り戻す過程である。詳しくは拙著[*1]をご覧いただくとして、ここでは主に面接に的を絞って述べる。

1 リハビリテーションを計画する

長い間社会生活から離れていて、何をしたらよいかわからなくなっていたり、本人の志望に無理があって発病したなど、進もうとしていた方向の転換が必要であったり、もともとの社会生活環境に大きな障壁があったり、能動性や意欲やコミュニケーションなどの社会生活をするうえでの基礎的な力がなかなか回復してこない場合などは、社会生活のゴールが見えてこない。そのような場合に、本格的なリハビリテーションが必要になる。

デイケアなどのリハビリテーションに参加することは、学校に行きたい人にとっては仲間から遅れをとるように感じられたり、また病気を受け止めきれていない人の場合には、障害者の仲間入りと思えて強い抵抗を感じたり、実際の見学で障害の重い人たちがのんびり作業しているのを見て、自分もあんな程度の低いことをするのかと自己を否定された印象を持つことがしばしば起こる。そうした気持ちに敏感である必要があり、「簡単で易しすぎると感じたり、雰囲気が合わないと感じる人が結構いるけれど、将来の目標のための練習だと思って、しばらくの間でよいので参加してみると、案外収穫があるかもしれませんよ」などと説明したりする。

当初は同意しない人も、何回かのチャレンジでなかなか思うような社会参加ができない場合に、デイケアに参加しようと思ってくれることもある。

治療者側も、参加者が魅力を感じられるようなプログラムを提供したい。それは、例えばいろいろな分野の講師を呼んで多彩なプログラムを用意するという意味ではなく、志向性や選択が尊重される参加の仕方の工夫であり、参加している人が自発性を発揮して生き生き楽しめるような治療構造作りであり、目標を達成して卒業していく人がいつもいる集団の雰囲気であり、集団での活動はあくまで個々の参加者の目標達成のための手段にすぎないという、個人重視のスタッフの姿勢である。

さまざまなデイケアの文献に、「二年程度の在籍年数の者がその後の予後がよい」と書かれている。しっかりとしたリハビリテーション過程を経て回復するには、その程度の期間が必要なのであろう。

リハビリテーションでは、本人の目標、いいかえると「願いや夢」が基本である。しかし夢や希望を持ちつつも、やれること、苦手なことがわかって、自分なりに納得できる現実的な生活を組み立てていくことは、誰にとっても結構難しい。実際には、スタッフが一緒にいろいろな活動をしながら、その時の本人の自己評価を聞き、スタッフの意見も伝える中で、そうした現実的な自己評価を徐々にはぐくむ。何らかの活動で達成感を持ち、自信がついて、よい自己評価を得られると、精神症状も軽くなることはしばしば経験するが、同時に自己認識も的確なものになっていく。達成感は一人で何かをやることによっても得られるが、仲間と共に行って、仲間に評価される場合にしばしば大きなものになる。したがって、リハビリテーションでは、本人が元気に活動して自信をつけていくプロセスを下支えしたりその方向性を示すことに、スタッフのエネルギーの八、九割が費やされる。「夢や希望」に現実が近付いてくるほど、自己評価は的確なものになるし、逆に長期入院や引きこもりの人など、現実が全く受け入れられない状況では、現実からかけ離れた夢——場合によっては妄想が語られることになる。

デイケアなどを始めるにあたって、もう一度これまでの生活歴をじっくり聞いていく。初診時などと違って、主にどんな経験をしながら成長してきた人なのか、その人が元気になること、得意なことは何か。家族を含めた皆がどのような社会生活を希望していたか。苦労したこと、苦手なことは何か。そういうことがよくわかるように生活を聞いていく。家族関係や人となり、経済状態や既存の身体疾患なども、重要な情報である。そうすることでかつて当事者や家族が持っていた夢や希望が見えてくる。それを「野球の選手になろうとずっと努力していたんですね」などと言葉に出して確認する。挫折を体験し、重い精神障害を発症した人はしばしば、絶望感の中で、夢や希望が見えなくなっている。それでも「元気になってくるとやりたいことが見えてくると思うので、とりあえずやれそうなことから始めませんか」と伝える。

リハビリテーションの節目節目の面接で、現実に触れて新たに獲得される、その時に自分にふさわしい夢や希望を確認していく。場合によっては、もともとの夢や希望と比べて現実は不本意でとうてい受け入れられない、ということも起こる——例えば、有名大学に入りたいが勉強には集中できないなど。リハビリテーションからの脱落の危機であり、リアルワールドに踏み出していこうとしない、デイケアなどで屈折した参加をずるずる続ける、といったことも起こる。しかし、社会に巣立つ仲間の再生の物語を聞いて勇気づけられたり、仲間同士の相互受容を通して徐々に変わっていけることがある。筆者の経験でも、現実に即した夢や希望ではない場合に、直接それを面接で取り上げても、当事者の反発を招くだけでうまくいかない。当事者の屈折した思いを感じつつ、現実と距離のある「夢や希望」には積極的な同意はせず、自己が肯定される体験や仲間とのつき合いの機会を作る努力をすることになる。

2 デイケアや福祉事業所に通所中の面接

第1章の面接の基本型のところで述べたが、筆者はリアルワールドで起こっていることを、当事者とのアナザーワールドで一緒に話し合って、当事者の現状把握を助け、感じたことを整理して認知や感情体験の修正を試みることと、当事者がどうしたいと思っているかを掬い上げて実際にリアルワールドで試みることを支援する。デイケアや福祉事業所などは、当事者が参加しやすいように活動が工夫され、現場でのサポートも行われるし、「やりたいこと」をなるべく取り上げるので、リアルワールドのシミュレーションの場となり、当事者の持っている興味や能力などが見えてくる。そのため基本型の面接がやりやすく、持ち味を伸ばすようにスタッフがかかわりやすい。筆者はこうしたことを繰り返しつつ、参加している当事者が自分の持ち味に気づいて自信を持てるようになるように、そして自分らしさをのびのび発揮できるようになることを後押ししている。そして安全にリハビリテーションの場に参加できるように、後述するトラブルや症状の悪化への対処を行う。例えば、皆と懸命に練習したバレーボールで良い成績を上げ、達成感が持てたときに、当事者が気づいて初めて受け入れることができる障害（disability）や、統合失調症を抱える人生の重さについて語ってくれることがある。そうした面接の機会が訪れることは面接者にとって大きな喜びである。

3 さまざまなリハビリテーションプログラム

心理教育、服薬教室、症状自己管理モジュール、精神症状への認知行動療法などは、いずれもリハビリテーションの当初から社会参加した後まで、それぞれの時期に当事者の中での深まり方が違うように感じられる。初めの頃は新たな知識獲得の援助という側面が強く、のちには障害（disability）の理解やそれを受け止めつつ生活していくやり方や、症状への自己対処能力の向上に自らが取り組むという側面が強い。ロバート・リバーマン[*2]は、社会生活の機能評価において、「どのようなストレスによって精神症状が悪化または改善するか、またそうしたストレスに本人がどのように対処（coping）するかは、再発防止とともに社会生活を再建していくための重要な手がかりを与える」と述べ、認知行動療法の視点から対処能力を重視している。当事者の興味や必要性に応じて、こうしたプログラムを面接で勧めるとともに、実施しているスタッフから勧誘してもらうなどして、参加への意欲を高める。そして面接で当事者が学んだと思えることについて、しっかり言葉にしてスキルとして残るようにする。もちろんそうした当事者の努力を心からねぎらう。毎週定期的に、生活の中での対処スキルを練習する中で、

「人とのつき合い方の特徴」や「自分自身とのつき合い方のコツ」などの形で、その人の生き方が見えてくる場合がある。それも一緒に確認して大切にする。

必要な人には認知機能リハビリテーションを行う。統合失調症をはじめとする精神障害に見られる認知機能障害について、客観的な評価を行いつつ、改善するための練習を行うので、日常生活や仕事のスキルアップにつながりやすい。認知機能リハビリテーションでは神経認知機能が標的となるが、SST（social skills training／社会生活スキルトレーニング）では主に社会認知が標的となる。

4 再発を防ぐ工夫

生活が広がるにつれストレスも増すし、思わぬきっかけから再発も起こりうる。再発の可能性はいつも念頭に置いておく。

薬物療法を長期間継続するためには、副作用が少なく可能な限り低用量での維持療法が望ましいが、再発防止のためには必要な用量があることを面接で説明する。低用量と標準用量とで再発率を比較したグラフがあると、説得力が増す。症状が出現した時の狙い撃ち療法も再発率が高まるリスクがある。再発の前駆症状は個人差が大きいが、「注意サイン」として共有し、家族や身近に生活する人の協力を得てモニターすることで、再発防止に役立てるプログラムがあり、症状自己管理モジュール[*3]などで効果が報告されている。前駆症状が出現してから本格的な再発までの時間は個人差が大きく、急激に悪化するケースもあり、臨時受診の可能性も含め医療へのアクセスのしやすさを整備する必要がある。

統合失調症の人の場合、不器用で、異なる場・人に合わせて話を変えることが苦手で、率直な物言いにむしろ治療者は信頼感を覚えることがある。しかし例外があり、治療者には「ちゃんと飲んでいますよ」と伝えたり、またそうしたことには全く触れないままに、密かに薬を減らしていることはよくある。きちんと服薬してほしい、という治療者の思いをわかっているからこそ、密かにそうした行為をするわけで、油断していると、退薬による思いがけない病状の悪化に驚かされることがある。薬を飲まない状態、すなわちふつうの健康な人になりたいという思いや、伝えにくい薬の副作用などについて、思いをはせる必要がある。

統合失調症の人たちは、大きくこころを揺さぶられる体験に遭遇して病状が悪化する、ストレス−脆弱性が特徴となっているが、本人はそうした契機となる体験——自分が貶められると感じたり、強い恋愛感情を抱くが相手の内心がわからず不安であったり——については意識できなかったり、語れなかったりすることが多い。「皆が自分に嫌がらせをしてくるし、噂話をしているのも聞こえる。きっと自分の秘密を知っているからなのではないか」といった体験は、しばしば直感的な共感や理解が困難であるが、周囲の人たちから本人の生活や人づき合いを聞くうちに、背景にある揺さぶられた体験に治療者が気づく。そして面接でその体験について思いを聞いたり、当事者が気づけない場合は環境への支援を行う。こういうことは面接室の中だけでは難しく、多職種チームが当事者の生活のいろいろな局面にかかわっていく必要がある。

筆者は診察室での面接のほかに、看護師などのスタッフや家族の情報をよく聞く。病棟やデイケアを歩き回って、実際の生活の情報を集めることもするが、そうしたことは看護師が実によく知っている。さらにレクリエーションやミーティング、作業療法などで心理士や作業療法士の話を聞くと、治療の場を越えた社会生活の様子や実務処理能力がかなり想像できる。家庭の様子や職場の様子をつきあわせると、その人が周囲の状況にどう反応し、どう対処するのかがかなりつかめるようになる。デイケアやアウトリーチなどで共に生活の場を体験すること(shared experience)も、「心の中で起こっていること」を理解する上で重要である。統合失調症に限らず、精神障害の人で、自己の生活の中で体験したことを、十分に言葉で表現できる人は多くない。

さらに、生育歴・生活歴・家族歴を重ね合わせると、「なぜ今困難があるのか」ということが時間軸に沿って見えてくる。それを言葉にして本人と共有することを繰り返していくと、本人の心の中と生活での出来事がつながってくるようになる。それまで急に幻聴が悪化していた人が、実はその悪化が日常的な生活の苦労に端を発していることがわかってくると、一気に具体的な支援の方策が見えてくる。筆者の手応えとしては、それまで抽象的な症状としてあった精神障害が実体化して、日常的な、対応しうるものになってくるのである。面接の基本型では、主なテーマはあくまでリアルワールドでの出来事とそれに対する当事者の反応であるが、当事者にとって体験症状が大きな関心をしめていたり、再発の前後では、体験症状をテーマにして面接を行い、当事者に体験症状を眺める練習を少しずつしてもらう。現実の出来事とのつながりが理解されるようになると、症状はただの幻覚や妄想ではなくて「当たり前の苦労」になっていく。就労支援の項でも述べるが、面接でこうしたことを取り上げるためには、一緒に就労支援をしている医療側のスタッフ⇅障害者就労にかかわる支援機関のスタッフ⇅職場のあっせん機関であるハローワーク⇅職場の人事や直属の上司の連携が必要で、日ごろから情報交換などで信頼関係を築いていることで、初めてお互い納得のいく対応が可能になる。

浦河べてるの家のある女性は、当事者研究の中で、精神症状が出てくるのは、空腹だったり、生活保護のお金が足りずに不安だったり、疲れていたり、やることがなくて暇だったり、寂しかったりするときであることに気づき、症状がつらくなったら、どれが当てはまるかチェックして、温かい食事をとるなどの対処をするようになったと話していた。こうなるともう日常生活の苦労そのものである。症状への恐怖もなくなってくる。

5 持続症状への対処

症状自己対処ができるようになることは、安定した自立生活を送るうえで大変重要である。薬物療法が調整され、リハビリテーションが進んで活動性が高まるにつれ持続症状は減ることが多いが、頑固に特定の症状が残る場合がある。本人は「薬の副作用かもしれない」などと受けとめていることがある。個人精神療法や認知行動療法や心理教育の中で、こうした不快な体験については、まずは多少なりとも楽になる工夫――対処行動の学習をする。頓服を飲んで眠るなど、はじめは薬物を利用したものがやりやすいが、そのうちに、軽い散歩など自分なりの工夫ができるようになる。行動レベルの処方である。

対処行動が少しできるようになって、不快な体験に押されっぱなしでなく向き合う自信がついてくると、「誰と」「どういう状況で」「どんなコンディションの時に」など、誘因となる条件／本人の中で起こる認知／引き起こされる感情や心身の状態、という一連の流れ（認知療法のＡＢＣモデル）が部分的にでも想定できるようになる。誘因となる条件については、なかなか気づけないことが多いが、自己を貶めたり不安を引き起こす体験が先行していることが分かってくることがある。そこまで気づけてくると、苦しい認知内容への対処——認知内容の軌道修正を試みることができるようになる。体験症状の内容は、しばしば自己評価と深くかかわっているので、この作業は、はじめは「自分の努力を認める」であり、すすんでいくと「自分を受け入れる」作業になる。同じ病気の先輩からのアドバイスが強力な助けになることが多い。そのうちに、幻聴のきっかけとなるのは、外界の状況が引き金になって湧き起こる自己の中の受け入れがたい思いであることについても、話せるようになる。そうなると対人関係のもちかたや自分自身とのつき合い方について、対処方法は広がっていくし、症状の出現頻度の減少が見られる。こうしたことは、対処行動をグループで学ぶプログラムで仲間の話を参照しながら、並行して個人面接で自身の体験を具体的に話し合うと効果的である。面接の基本形では、リアルワールドでの当事者の認知や行動を取り上げることが中心になるが、体験症状について集中的に取り上げることもある。ただしそうしたことに関心があり、いつも自分なりの対処を話してくれる人もいるし、気にしないで生活している人もいるので、取り上げるかどうかは本人の関心や内省する能力による。

6 対人関係を話し合う

統合失調症の人は、社会的な状況認識についても、事物の認識や自己認識についても特徴的な歪みを生じやすい。そのために周囲の状況認識と統合失調症の人の認識とは食い違うことがあり、周囲を戸惑わせることがある。そうした特徴的な歪みを知っておくことで、本人の思いを理解しやすくなる。

社会認知は「他者の意図や性質を理解する人間としての能力を含む、対人関係の基礎となる精神活動」であるが、統合失調症の人では、表情知覚・社会知覚の障害、結論への飛躍(Jumping to conclusion: JTC)、原因帰属バイアス、心の理論(Theory of mind: ToM)に関する障害などが報告されている。[*4]

社会的認知の障害の具体例をあげると、統合失調症の人が職場の同僚とすれ違ったときに、直前の様子などの手掛かり(社会知覚)に気づかず、表情の肝心な特徴(表情知覚)を捉えずに、性急に怒っていると結論づけ(JTC)、さらに、同僚は私に対して怒っていると考え(原因帰属バイアス/ToM)、それに固着した結果として、この同僚に対してよそよそしく振る舞う行動をとる。実際には、この同僚はただ仕事のことで悩んでいただけだったかもしれないが、次第にお互いが険悪になる。こうした社会認知の歪みを面接で取り上げることは、当事者が通常は認識していないために難しい。社会認知の学習プログラム[*5]を皆と一緒に学んだり、SSTでロールプレイをする中で、本人や周囲の仲間が本人の受け止め方が少し違うのではないかと気づいたりして、徐々に学習される。それを面接で取り上げるわけだが、不安や怒りや自責的な感情で理性的な認識は簡単に押し流されてしまうので、なかなか定着しない。繰り返し同様の状況を話し合って、「もしかしていつもの癖かな?」などと話せるようになることが目標になる。

SSTは、おかれている現状をどう評価しているか――本人の主観的な認知や行動と、他者からの評価とのすり合わせ作業――を経て、対処スキル、つまり適応的な新たな認知・行動の枠組みを獲得する練習を行うので、こうしたリハビリテーションの時期に有用である。

7 社会参加（リアルワールド）を目指す

リハビリテーションの中で意欲や自信が戻ってきたときに、社会参加への希望が現実となる。このタイミングが大切で、本人の期待と、家族から見た本人の力と、経験のある専門家の見立てとをよくすり合わせる作業をするために、筆者は当事者、家族、これまでデイケアなどで担当したスタッフに集まってもらう。先走ってしまうタイプの人もいるが、自信が持てずになかなか前に進むふんぎりがつかないタイプの人もいる。専門家の見立てとしては、現実の社会機能が回復してきていることのほか、それを踏まえた次の選択肢が現実的に実行可能なものになってきていることや、本人が調子を崩すパターンをつかめていて、調子を崩したときも支えられる関係があるかどうかなどが判断の基盤になる。皆で検討しやすいように、診察室に白板を持ち込み、それぞれの人たちの希望する選択肢（例えば「専門学校に進学する」「まず一人暮らしをしたい」など）を全部書き出し、問題解決技能訓練[*6]の手順に沿って、書かれた選択肢のメリット・デメリットを自由に出し合って検討し、最後は当事者に選択をゆだねる。そしてどう行動していくか、皆で段取りを共有する。この時間は楽しく、まさに共同創造の時間である。スタッフがいろいろユーモアのあるメリット・デメリットを加えるのが楽しくなるコツで（例えば、メリットとして、希望の専門学校は男性が多いので、素敵な彼に出会えるチャンスがある、など）、誰が出した選択肢に対してもじっくり検討することで、ほとんどの場合皆が妥当と思える選択肢を本人が選んでくれる。

社会参加の目標を考えるうえで、初発時に当事者が抱えていたテーマはじっくり考慮する必要がある。例えば受験に失敗してから調子を崩した場合、本人の中では大きな「思い」になっていることは多いし、それがかなって大学入学できると、ぐっと自信を持ち病状の安定化にもつながることがある。しかしこれは上手に対応しないと桎梏にもなりうるもので、何度も無理な受験をしては病状が悪化してしまい、あとあとまで大学へのこだわりが残ってしまう例もある。発症当時の課題は大事なだけに、よく相談しながら一緒に現実的な答えを見つけていく。

男性でも女性でも、恋愛や結婚が大事な目標になる。[*7] しかしこれは「出会い」などの偶然の機会に左右されるので、大事な「夢や希望」ではあるが、直接の目標にすると苦しい。いずれはという希望を掲げつつ、とりあえずは今できることを探すことになる。「自分を磨くことが、よい相手に出会える近道」「モテるスキルを身につけよう」などと筆者は伝えるようにしている。

8 就労を目指しているときの面接

・当事者がどのような働き方（生き方）をしたいと思っているか、よく聞く。意識的・無意識的な価値意識（しばしば家族で共有される）をよく理解し、その上で現実にできることとの折り合いを一緒に考えていく。誰でも同じことだが、やりたくない仕事は続かない。一方で、「自分にできること」を社会の中で続けていくのは、社会の中での成熟であり、本人の成長をもたらす。

- 社会で開示していくためにも、精神障害についての知識（病名、症状、どのような治療が必要か、仕事への影響、症状とのつき合い方）を学ぶ心理教育プログラムに参加を勧める。また個別の質問に面接で答える。
- 当事者の持ち味を見つける。最近よく「自分のトリセツ（取り扱い説明書）」を作る話を耳にする。面接室の中だけでこうしたことを行うのはむずかしく、支援者とともに社会生活を「共体験」していく機会が必要である。具体的には、デイケアなどで一緒に集団での経験をする中で、本人が生き生きと元気になる体験や、つまづきやすい状況をまさに共有し、それを面接で言葉にすることで、体験したことが定着していく。
- 職場実習やアルバイトの経験を踏まえて、「共体験」した支援者と一緒に面接の中でどんな仕事がマッチするか、働く時間はどれくらいかを話し合っていく。
- 履歴書の書き方、職場面接など、就労のための準備を確認する。
- 症状の悪化は職場や生活のストレスから起こるが、先にも述べたように当事者はなかなかそこに気づけないので、職場の状況を知っている支援者に面接に加わってもらって、どのようなサポートが必要かを見極めて、当事者に勧める。

- 特に変わりはなくとも、いつも生活や仕事の様子を気にかけて、本人の頑張りをねぎらう。その際、当事者が価値を置いていること（例えば休まず出勤するなど）を大切にする。
- 就労後も援助は継続する必要があり、雇用者や同僚や家族など、障害者本人を取り巻く人々を援助して支持的なネットワークを形成していく。個人面接に現れた関係者を、忙しい外来の中でもそっけなく扱わないで、精いっぱい歓迎する。就労支援を行うものと生活支援やリハビリテーションを行うものが同一のチームで援助するほうがより効果が上がることについてはエビデンスがあるので、連携のための努力を惜しまない。
- 就労に伴う生活の変化、ことに生活保護や障害年金などの経済的問題については、あらかじめ障害者本人と十分検討しておく。

なお、筆者はすべての精神障害者が一般企業で働くことを目標にすべきであるとは考えていない。障害者への就労支援制度が整備されてきてはいるものの、実際に一般社会で働けている人はまだ少数派である。その背後には、働くことをあきらめてしまった人たちや、自信を失ってチャレンジしようとしない人たちもたくさん存在する。仕事を続けていくことを選ばなかった人たちが、その人たちにとっての「満足できる生活」を見出していけるような社会である必要がある。二〇~四〇代頃までは就労にチャレンジしても、その後は自分なりの生き方をもう一度模索するようになる例も見られる。一人暮らしや、結婚して自分の家族を持ち、子育てすることを目指す人もいる。そうした多様な生き方が可能な社会であってほしいし、個人面接でも、就労ばかりではない生き方について、穏やかな楽しみやあきらめや開き直りや哀しみを共有する。

9 リハビリテーションからの脱落例の面接

デイケアや作業所が広がっても、こうした社会資源を活用できない例は多い。急性期の後、日を経ずして、十分な社会的能力が改善しないままに性急に仕事を試みてうまくいかず、引きこもってしまう例などである。こうした例では障害への明らかな否認と認知機能の障害とがあるように感じられる。治療者が善意でリハビリテーションをすすめても、かえって逆効果であるばかりか、集団参加そのものがストレスになりかねない場合もある。リハビリテーションは集団で行われることが多いので、集団が苦手な人や感情的な交流が負担になる。治療者との一対一のつながりが唯一の命綱であることが多いので、個人面接を続けながら、侵襲的にならずに、「チャンネル合わせ」と筆者が呼んでいる共通の話題づくりをする。コンピューターの話をしたり、小説を読んだと聞くとそれを貸してもらったりして、その中で社会生活の展望が開ける転機が来るのを待つわけである。

また、筆者が研修医の頃に学んだ大切なことに、「治療者があきらめてしまったら、そこで治療の展開は止まってしまう」がある。特に初心者の頃は、薬物療法の歯が立たないケースなどで、早々に「治療抵抗性の患者だ」と見切りをつけやすい。それは治療者が困難にぶつかって絶望感に圧倒されるからだと思うが、実は患者さんが「どうせ自分は治らない」と思っている。治療者は「自分では治せない」と思うより前に、患者さんの中にある深い闇に心を巡らす必要がある。デイケアや作業所を勧めても乗らず、ほとんど気持ちを話してくれなかった人が、「自分は治らないと思っていませんか」と聞くとうなづいて、それから徐々に気持ちを話してくれるようになったこともある。「こころの病気と聞いて、もう自分の人生は負け組だと思っていませんか」という問いに深くうなずいてくれる人もいる。

成書には、患者さんの「ストレングス」を見つけ、伸ばしていくことがリカバリーには重要であると書いてある。それでカンファランスで、本人の強みを皆で見つけたりする。しかし筆者が実感しているのは、逆境の中で見えてくる本人の美点に気がついて、心からほめることができると、深い絆が生まれてくるという体験である。一緒に苦しいときを潜り抜ける中で見えてくる患者さんの美点は、治療者が見出した宝物で、その後の治療を支えるものとなる。苦境の中でもその美点を感じることで、しっかり支えることができるし、当事者もわかってもらっているという安心感が持てる。

ある日の面接3

面接の具体的なやり取りは、筆者が経験した複数の症例からヒントを得たフィクションである。

急に妄想的になるケース

予約日ではない日に、母と当事者の良子さん（三〇代女性）が外来にやってきた。母が同伴するのは、当事者の具合が悪いと母が思っているときである。

面接者「こんにちは。今日はどうしましたか？」

母「またいつもの病気です。角のおうちが宗教の勧誘に来て、言うことをきかないと殴るから怖いと言って落ち着かないです。今朝まで調子がよかったのに、どうなっちゃってるんだろう。こうなると手がつけられないです。もうそんなことないよ、といくら言っても駄目なんです」（宗教の勧誘で嫌な思いをしてから発症しており、再発のたびに同じ妄想が出現する）

面接者「良子さん、今怖いんですか？」

良子「……」（固い顔のままうつむいている）

面接者「今朝はいつも通りだったの？」

良子「はい。ご飯食べてテレビを見てた」

面接者「そのあと何か嫌なこととか、思いがけないこととか、なかったですか？」
良子「さあ……」
母「そういえば、美容院に行くの緊張するとかぶつぶつ言っていたので姉が髪を切ってくれたんですけど、そのあとからおかしいです」
面接者「髪を切ってもらったとき、何かお姉さんと話をしましたか」
良子「さあ……別に……」
面接者「じゃあこうしましょう。私がお姉さんになったつもりで、良子さんの髪を切ってみるから、その時のことを思い出してみてね」
（面接室で良子さんの髪を切るロールプレイをする）
良子「お姉ちゃん、髪をわざと短く切ったんだ。もっと長くしてほしかったのに」
面接者「え、どうしてなの？」
良子「お姉ちゃん、前に私のせいで結婚できないって言ってた。私のことを憎んでるんだ」
母「そんなこと……お姉ちゃんが言ったの？」
面接者「髪を切ってもらったけど、気に入らなかったのね？　それで前に言われたことを思い出したのかな？」

良子「そう。絶対お姉ちゃんは私の面倒は見ないと言ってた」
母「お姉ちゃんは、あなたのこと心配してるよ」
面接者「ひょっとして、お姉ちゃんが結婚しないのは自分のせいじゃないかと気にしているの？」
良子「だってそう言った」
母「姉妹の間柄でいろいろあるのかねぇ。先生、姉はよく良子にポンポン言いたいことを言ってますけど、心配もしていますよ」
面接者「お姉ちゃんはあなたのことを憎んでいるの？」
良子「だって髪が短すぎる」
面接者「もう少し長く切ってほしいとか言えたらよかったね」
良子「……」
面接者「やっぱりわざとだと思う？」
良子「………」
そんなやり取りをしているうちに、徐々に良子さんは落ち着いてきた。
面接者「良子さんはお姉さんに頼らなくても、今はグループホームに入る目標を持っているし、大丈夫では？　そして時々お姉さんと実家でおしゃべりできたらいいよね」

良子「……やっぱり実家がいい。お姉ちゃんだけずるい」

面接者「良子さんちは仲良しだものね。でも仲が良すぎて、言いたいこと言ってけんかになると、そのたびに良子さんの具合が悪くなっているよね」

良子「……うん」

面接者「仲良しすぎるんだね、きっと。ずっと一緒じゃなくて、お昼ご飯だけ一緒とかのほうが、お互いもっとつき合いが楽かも」

良子「うん」

母「お姉ちゃんはちゃんとしてくれるわよ。あんたが変なこと言うからけんかになるのよ」

面接者「お母さん、きょうだいげんかは困りますよね。でも今日は良子さんの気持ちがよくわかってよかったですね」

良子さんの一家はお互いの距離が近く、言いたいことを言い合ってはけんかするので、グループホームを一緒に検討中だった。良子さんの中ではお姉さんへの羨望もあり、同胞葛藤が強かった。そのために調子を崩すと姉への被害妄想が膨らんで、実家の財産をとられると思うようだった。しかし姉への気持ちを聞いていくと、姉のことが好きだし好かれたい気持ちがあることがわかってきた。母はそうした機微には気づけず、妄想を述べる良子さんをたしなめて姉の肩を持つので、余計に良子さんは感情的になってしまうようだった。

家族会で、たまたま良子さんのお母さんが、娘が妄想的なことを言って困るという話をして、ほかのお母さんからの提案で、妄想を言ったらたしなめる代わりに、「そんな風に考えたらしんどいね」と気持ちを汲む練習をした。

こうした現実の葛藤から妄想に飛躍するパターンを何度も話し合い、面接者の先導で良子さんも現実と妄想を行ったり来たりできるようになった。根本にある感情が現実の中で繰り返し立ち現れて妄想の形をとることを、何回も一緒に経験することを繰り返した。また面接者が、良子さんの美点（父母にやさしく、自分の障害年金を切り詰めて好物のお菓子を買っていったり、社会人経験者で普段から大人の対応をとることができるなど）をしっかりほめて大切にしたこともよい影響を与えていると思われる。

この面接のあとでグループホームへの入居が決まり、良子さんが一人暮らしに踏み出したことで、母も姉も大いに評価することとなり、けんかがかなり減ってきた。そして一〇年経ち、高齢になった両親に代って姉が良子さんの診察に同伴したりするようになった。良子さんも何かと姉を頼りにしている。

＊

良子さんにはほかにも印象的なエピソードがある。

緊張病性の興奮で入院となり、楽しみにしていた就労支援施設にも通えなくなり、意欲を失って心気妄想を訴えては身体科を受診することを繰り返していた時期があった。入院中も昼間はベッドにもぐりこみ、夜になると起きだしてお菓子を食べるなど、もともとの折り目正しい良子さんからすると別人のように意欲が低下していた。同じ部屋は気分障害の主婦たちが集まっており、お茶を飲み世間話に花を咲かせていた。世話焼きの人たちなので良子さんにも声がかかり、おしゃべりの仲間に入れてもらった。ちょうど良子さんはテレビのお料理番組が好きだったので（実際は炊事はほとんど母がしていた）、料理談義で主婦仲間に入るようになった。そのころから、昼間も起きて身だしなみを整えたり、もとの良子さんに戻ってきた。一人前の立場ができると、こんなに変わるというよい見本であった。

ある日の面接4

自罰的な行動を繰り返すケース

面接の具体的なやり取りは、筆者が経験した複数の症例からヒントを得たフィクションである。

雄太さんは三〇代男性。一〇代半ばに一緒のエレベーターに乗った女性の体に触ったことをずっと引きずっていた。警察沙汰にはならなかったようで、相手の女性もたまたま触れた程度の認識ではなかったかと思えた。二〇代初めに精神病症状が始まり、一〇代半ばのことが自分の原罪であるという思いに苦しんでいた。治療を受け幻聴などは改善したものの、家に引きこもり、夜中に急に自殺の名所になっている高層住宅に出かけて警察に保護されることを繰り返しており、心配した両親が本人を連れて外来に訪れた。

ずっと抱えている苦しい思いについて話し合ってみようということになり、両親、雄太さん、デイケアの作業療法士と面接者の五人で集まった。

一回目はお互いの自己紹介と好きな食べものの話をしてなごんでから、皆に「これまでに取り返しがつかないことをしたと思ったことがあれば教えてください」と振ったところ、大事な結婚指輪を酔ってどこかに置いてきてしまったなどなど、全員が体験を語ってくれ、雄太さんも熱心に聞いていた。その後、「今でも取り返しがつかないと思っていますか」と全員に尋ねると、まだ時々思い出す人から、もう普段はすっかり忘れている人までいろいろだったが、そのせいで今も自分は生きる価値がないと思っているという人はいなかった。最後に雄太さんに尋ねてみると、「自分のやったことは許されない」と百パーセント思っているとのことで、皆からしんどいね、などと声がかかった。

二回目は、雄太さんが「周りの人も自分の過去を知っていて冷たい目で見る」とのことだったので、最近の具体的な例を挙げてもらうと、街中で昔の同級生とすれ違ったときがそうだったとのことだった。そこで作業療法士に同級生の役をやってもらい、すれ違ったときの様子を再現してもらった。雄太さんは軽く会釈をして、相手が「ずいぶん久しぶりだね」と声をかけると、雄太さんは「みんなで集まりたいね」と対応していた。見ていた皆からは、自然でいい雰囲気だったよと評価があった。しかし雄太さんの心の中では、「許されないやつだ」と相手が感じていると思うとのことだった。そのため今度は作業療法士と面接者がすれ違う場面をやり、雄太さん役の作業療法士がその直後に「私は許されないやつだと思われている」とつぶやいた。そこで雄太さんに、作業療法士の気持ちに対して声掛けをしてもらったところ、「そんなことはないよ、昔のことなんかもうみんな忘れているよ」とやさしく話しかけた。そこで同じことを雄太さん自身にも言ってほしいと頼み、雄太さんに自分自身に話しかけてもらった。その日の感想は、「こんな風に考えればいいのかな」だった。

三回目に両親から、雄太さんがまた夜中に出かけたので心配したが、間もなく戻ってきたとの報告があった。雄太さんに聞くと、「死ぬしかないと思って高いビルを探しに行ったが、みんなの顔を思い出したので戻ってきた」とのことだった。無事戻ってきたことを皆で喜んだあと、死にたい気持ちになったときの対策を話し合った。対処法はなかなか出てこなかったが、とりあえずは甘いもの好きの雄太さんのために、母親とおいしいお菓子を食べ温かいミルクを飲むことにした。夜中の突然の外出はその後減っていった。

四回目に、面接者から雄太さんに架空のプレゼントで、封筒に入った一〇万円が渡された。「そのお金でやってみたいことは?」と聞くと、久しぶりにディズニーランドに行ってホテルに泊まりたいと答えた。どんな乗り物やアトラクションがあるかを両親や面接者は知らないので、雄太さんに教えてもらって盛り上がった。実際の雄太さんはもう何年も病院と自宅以外に外出できていなかった。そこでデイケアに参加しながら、外出や仲間との交流を練習することを勧めた。

雄太さんは長年の引きこもりで深刻な自罰感情を抱えており、その改善は時日を要するので、デイケアのような保護的だがチャレンジできる場が適切との判断だった。実際に周囲とのやり取りがうまくいかないと自罰的になることが続いたので、「自分をいじめる癖」（雄太さんが名づけた）に対して繰り返し対処法を話し合った。実際、年齢相応の社会経験がなく社会的スキルが乏しかったので、デイケアの中で仲間とのつき合いを経験し、少しずつ現実の場で自信をつけていったことが一番役立ったように思える。

第6章 維持期の面接

この時期は、障害者就労でも正社員になり、生活が安定したり、希望がかなって大学生活を始めたり、当事者や家族の思いが花開く時期なので、面接も定型的なもので済み、元気に生活していることを確認する時間になる。しかし安心して手を緩めた後で、足元をすくわれるようにして再発することがある。もう一ステップ階段を登ろうとしてつまづきやすい。

筆者の経験でも、皆で応援して大検に通り、大学に通い始めてガールフレンドができて、まぶしいくらいに元気だったのに、どういうわけか手続きの行き違いがあって学費が払い込まれておらず、除籍処分になったときに再発し、妄想が固定してしまった例がある。本人や親はもちろん、治療者としても悔いが残った。大学で発症した女性が、自宅から通える専門学校で国家資格を取り、結婚の話も出てきて二人で外来に挨拶に来てくれたが、流産の後、本人が一人で決意して薬を飲まなくなり、病状が悪化して長く入院になった例もある。準備ができる前に妊娠してしまい、対応が後手に回ってしまった。さらには、年金でつつましく生活し、地域活動支援センターに友人もいて穏やかな生活だった男性が、念願かなって都営住宅に入居できることとなり、やっと経済的な心配がなくなり、広い日当たりのよい住居になったのに、手続きで混乱して調子を崩してしまい、やはり長く入院せざるを得なかった例などを思い出す。あと一歩早く、筆者が再発の可能性を考えて手を打てていたらと、残念でならない。やはりある程度の到達点に来て、油断があったからだと思う（ここに記載した例は個人情報を大幅に変えている）。

1 薬物の維持療法

ほぼ処方も安定して、維持療法で済む時期である。もともと刺激にもろく、病状が不安定で衝動行為などもあった例では、複数の抗精神病薬や気分調整薬が使われていることがあり、ゆっくり減量できることが多い。また幻聴や妄想が消失しないまま、例えば経口薬と持効性注射薬など、やはり多剤大量になっていることがある。これもゆっくり減量すると、症状そのものは悪化せずに、眠気やだるさなどが減って、活動しやすくなる。この時期は何よりも本来の生活を元気に送るための投薬であるから、活動しやすさを基準に調整する。

できるだけ薬を減らしたい、という希望の人は多い。将来の結婚や妊娠に影響すると心配する人もいる。人情としてはわかるが、エビデンスとして推奨されている用量があるので、個体差はあるにしても、減量しすぎてしまうと、再発防止を期待できなくなる。そのことは、面接で投薬変更の希望が出されたときに、手間を惜しまずよく説明する。

苦しい症状が目立たなくなると、不規則な服薬になることもある。残薬をときどき確認するなど、本人が元気であっても、手を緩めないようにする——これは筆者がよくやる失敗である。

結婚や妊娠などでは、薬物療法が大きなテーマになる。あとで詳しく述べるが、丁寧に説明しないと、服薬中断に結びつく。現状では、服薬によるリスクよりも、継続して服薬するメリットが上回ることが多く、安心して飲んでもらうためにも、単剤化し、至適用量の下限を目指す。

治ったかどうかチャレンジしたいということで、こっそり薬をやめる人は後を絶たない。長期の追跡研究で、服薬しなくても元気に社会生活している人が二割程度は存在することが知られている[*1]が、どういう人が服薬を中止できるかにはエビデンスがなく、筆者はそのことを率直に説明している。多くの薬物中断研究では、中断後に再発するリスクが高く、しかも長期間薬物療法を継続した人であっても、再発する割合は変わらない[*2]。現状の抗精神病薬は、陽性症状を和らげる効果は明瞭だが、疾患そのものを改善する力はないことが明らかである。減薬・中止した場合の縦断研究もまだ少ない[*3]。そのことも面接では伝えるようにしているが、とにかく薬をやめてみたいという人はいて、筆者の外来でも、家族とも話し合って、投薬なしの実験中の人が複数存在する。減薬や中止に適した病状とやり方について、もう少し知見が増加することを願っている。

2 再発防止や持続症状への対応

薬物は、ストレスから精神症状が悪化する際の閾値を上げると期待されており、事実そうした効果が得られると思うが、強い緊張や不安に揺さぶられて急激に悪化するタイプの人では、薬物のこうした効果を、揺さぶる力が上回ってしまう。維持療法を増量すればよいかというと、眠気などの副作用で、生活の質や社会機能を奪ってしまうマイナスがある。生涯に飲む薬の総量を減らしたい思いもある。体験症状への対応はすでに第5章で述べたが、小さな悪化が日常的なストレスや苦労によって起こることがわかってくると、自分なりの対処ができるようになるので、面接のテーマとしてたびたび取り上げる。華々しい悪化は、気づいたときにはすでに大きな混乱に陥っているので、防ぐのは実際のところ難しいと筆者は感じている。それでも何とか一緒に治療していこうとしてくれる点で、日ごろから症状について話し合っていることが役立っている。

持続的に幻聴があっても、二重の見当識のために周囲は気づかないことがある。ただ本人の負担は大きいので、楽に過ごせるように対処法を考えるわけだが、仲間の集団でお互いの対処法を学び、自分に合ったやり方を探すことが有用である。面接でも、先輩がやっている対処法をいくつか紹介すると、だんだんそれを取り入れられるようになる。

発症した頃のいじめの体験など、過去の理不尽な扱いをずっと述べる人もいる。病気の原点と当事者が感じているわけで、面接でたびたび言及する場合でも、丁寧に傾聴する。

なかなかよくならない持続症状に対して、薬物療法と心理社会的治療の、どちらをまず優先すべきか迷うことがあると思う。薬物と心理社会的治療はもちろん作用機序は異なるが、筆者の印象を述べるならば、実際の効果は共時的・協働的に起こることが多いので、やはり並行して工夫していくことになる。

3 身体ケアと肥満や成人病への対応

ライフサイクルから見ると、二〇歳代は病状が安定せず入退院を繰り返す時期であり、本人および家族が疾病教育に取り組む時期である。三〇歳代は就労などの自立が求められると同時に実体験を通じて障害受容する時期である。四〇歳代はもはや親の支援が期待できなくなってきて、基本的な生活技術や自己管理能力などが求められる。五〇歳代になると、一般人口より早く身体管理が問題になってくる。こうしたライフサイクルが病勢に影響し、また必要な心理社会的介入も異なる。

近年では、先進諸国において、重い精神障害の人たちの平均寿命が一般人口より二〇年近く短いことが問題視されており、若い頃からの身体ケアが強調されるようになっている。NICEガイダンス[*4]でも、外来で腹囲や体重を測定することを推奨している。定期的な血液検査や心電図検査を外来の中に組み込むようにする。こうした治療者からのアプローチとともに、当事者に自身の身体的な健康に関心を持ってもらうことが最も重要であると思う。それは自分自身を大切にするという、心の健康としても中核的な機能である。自尊心の低下した人ではこれは難しいし、症状で混乱しやすい人や、認知機能障害が重い人、陰性症状が重い人も難しい。面接の中で、体の健康について尋ねたり、食事や運動について関心を持ってもらうように話したりする時間を持ちたい。そして医療による管理ではなく、可能な限り当事者自身が自己管理する方向で支援したい。これも仲間で取り組むと、お互いに情報交換したり刺激があってよい。その中で、日ごろの食事を披露してもらうと、びっくりするような偏った食生活であったりする。安くて体に良いからと、毎日納豆と豆腐を食べている人もいた。少ない収入で食事をやりくりする、意欲や能力が必要となる。

薬物療法の副作用の影響もある。人によって異なるが、何とも言えない激しい空腹に抵抗できずに大量の食事をしてしまい、体重がどんどん増加する場合には、精神症状に有効であったとしても、薬物の変更を考慮したほうがよい。甘い清涼飲料水を多量にとる人もいる。薬による口渇は、唾液が分泌されないと口渇感が軽減されないと述べたが、甘い味など唾液が分泌されるものを好むようになる。「麦茶なんかがカフェインも含まれないし、カロリーもほぼゼロだから一番いいよ」と言っても、本人には役に立たない。本人の体験に沿って、きめ細かな対策を一緒に話し合う必要がある。

4 恋愛や結婚の希望があるとき

恋愛や結婚は、多くの人たちが希望する事柄でありながら、当事者はハンディを抱えており、まだまだ偏見も根強い。そして支援者の中でも、「そういう問題には関わらない」という人が多いし、病状に影響するからと反対する人もいる。しかし、当事者や家族の希望を考えるとなおざりにはできない問題であり、支援についても少ないながらも蓄積されてきたノウハウがある。筆者は積極的に支援する方針で、「出会いがあったら教えてね。相談に乗るよ」と話している。医療はそうしたことには対応しないと考える家族が、相談しないで話を進めてしまうこともあるからである。内緒にして結婚して、服薬をやめて再発して離婚となるという悲しいストーリーをなるべく減らしたい。これまで筆者は自身の知識や支援方法についてすでにいくつもの論文で書いてきたので、[*5・6・7] 詳しいことはそれを参照していただくことにして、ここでは要点だけ述べる。

思春期に始まる病として、性愛の発達と統合失調症の症状は深く関連している場合があり、本人が苦悩する。こうした症状がうまく改善しない場合には、中年になっても性愛と症状との混在が続く場合もある。さらには、大人としての振る舞いを学習する年頃に、出会いがなかったり、仲間と隔絶した生活を送ったりすることで、社会的に適切な行動を学習できないところから、親密な友人を持ったり、恋人との関係を維持したりすることが困難になる場合がある。そのために、年齢からすると幼い性知識や行動を示す場合もある。

こうしたことから、精神症状の改善と並行して、早い段階から仲間との交流体験を持つこと、その中で自然な恋愛体験も持てるような場に参加できること、そして必要があれば、心理教育やSSTを通して知識やスキルの学習の機会を提供して、社会的な経験の乏しさ、つたなさを補う工夫をしていくことが大切である。面接で異性に関する話題や恋愛の希望、結婚の夢が語られるときには、筆者はがっちり取り上げて、情報を提供したり、経験を積むことができる場を紹介したりする。できれば異性との交際経験を聞いておけると、その人の求める異性のイメージや、どの程度の経験的な知識があるかがわかる。だいたい皆が悩むのは、精神科に通院して服薬していることを相手に告げるかどうかという点である。筆者は「大切な個人情報なので、いきなり開示はしないこと。お互い信頼しあえるようになって、真剣な交際になってきたら、率直に相手に伝えるが、お互い愛情を持てていれば、大きな問題にはならない。詳しいことを知りたいと相手が希望する場合には、診察に同伴してもらえれば、妊娠や出産、遺伝についての心配にこたえます」と伝えている。診察に同伴してもらえるくらいであれば、だいたいその後に結婚までたどり着く。ただし相手の親族にどう伝えるかは簡単ではないので、相手に病気についてよく呑み込んでもらって、相手にゆだねるほうがうまくいく。親族には、子どもができるまでは病気について伝えない選択をするカップルもある。

「性」は多面的で、生物・心理・社会的な事象である。性機能は薬物療法との関連も大きい。男性では、通院中の怠薬のかなりの部分は性機能障害によるのではないか。服薬を怠る男性によく話を聞くと、副作用による性機能障害や、将来の結婚・出産への不安が理由になっていることがしばしばみられる。女性では、生理不順などから、女性性に対する不安や自信の低下があり、それをなかなか相談できないでいることが多い。性機能について相談することは勇気がいるかもしれないが、今現在の薬物療法への不安や不満について相談するためにも、そして将来のためにも大切なことである。もし性機能に障害があれば、別の薬物に変更するなどの工夫ができるが、病状やほかの社会生活への影響との兼ね合いも考えなければならない。薬物のメリット・デメリットの面から、一緒に考える必要がある。診察室で一対一では話しづらい場合も、例えばデイケアで同性のグループを作ると、安心して話しやすくなる。

若い頃だけでなく、いくつになってもパートナーの存在は生活を豊かにするし、現在の高齢社会ではなおさら人生の伴侶は大切になる。最近では、中年以後にパートナーに巡り合って、上手に二人の生活を築いておられる障害者のカップルを見聞きするようになった。そうした情報も伝えていく。

支援者は、これまでに、妊娠中に病状が悪化したり、結局はそのために子どもを乳児院にお願いすることになるなど、厳しい現実を経験して、結婚や子育てに否定的な意見を持つにいたる場合もある。産科医院でも、服薬中の女性の妊娠や出産の受け入れを拒否することが実際に起こっている。産褥期には再発のリスクが殊に高まるために、積極的に薬物療法を再開・増量することを考慮する必要がある。こうしたことを面接でしっかり伝えていくことで、服薬中断を避けることができる。早くから専門家が意識して関わり、十分に情報を提供した上で計画妊娠や服薬調節を行い、そして出産の援助をすることで、ずいぶんと再発を防ぐことができる。

5 子育て支援

片親が統合失調症の場合、その子どもの発症危険性は一〇パーセント程度というのが今までの報告であり、それに加えて統合失調型パーソナリティ障害などの発症リスクが高まることが知られている。この数値は当事者のカップルや親にとって重いものだけれども、事実であるので、筆者はカップルに率直に伝えることにしているが、「一〇人の子どもを産んだら一人が統合失調症になる確率である、ということなので、残りの九人は発症しないということでもあります。この数値をどう考えるかは、お二人で決めてください」といつもつけ加えている。

母親が当事者の場合、子どもの幼児期には母親支援がまずは中心であり、それを夫や実家がうまくサポートできるよう、あらかじめ関係者にも面接に入ってもらって話し合う。妊娠中盤の安定期などがそうした話し合いには適期である。当事者の病状や能力などを踏まえて、保育園の利用を勧めるなど、子育てを個人の問題とは考えずに、育児の専門家の手を積極的に借りるように助言することが多い。希望する人がほとんどで、入所しやすいように診断書を渡して、サポートする。保健師さんなど、地域の人的資源についても、ソーシャルワーカーに助けてもらって、実際につなぐところまで支援する。言葉での助言だけでは、実際には行動できずにそのままになってしまいやすい。子どもを支援する役割の人は、親の至らないところを指導するが、そうなると当事者が被害的になったりして子育て支援を利用したがらないことが起こる。面接では精いっぱい当事者のやれていることをほめたりねぎらって、当事者の側に立っていることをわかってもらうが、明らかに不適切な子育てであるときにどう伝えるか、難しさを感じている。当事者に余裕がなく、なかなか異なる意見が受け止められないことがしばしばだからである。「こういうやり方もあるよ」など、選択肢の提示はやりやすい。なるべく子どもの成長したところや、かわいいと感じているところを聞いて、一緒に喜ぶようにする。配偶者が同伴しているときは、実際困っていることがある可能性が高いので、配偶者をしっかりねぎらいつつ、言いたいことを聞くようにしている。当事者がいると話しにくい、という人もいるが、よほどのことがない限りは、配偶者とだけ話したりはしないほうがよい。これも当事者が被害的になりやすい。もちろん、ネグレクトなど明らかに虐待が心配されるときには、関係者と相談のうえで、迷わず児童相談所に情報を伝える。

当事者の父母や義父母が支援してくれる場合に、その関係はそれこそさまざまである。特定の人に負荷がかかると、燃え尽きてしまって家族関係が崩壊してしまうことも実際に起こるので、負担感がどの程度か、話をうかがうようにする。

学童期になってくると、一部の子どもについてではあるが、引っ込み思案で仲間に入れないなどの問題が起こるので、学校関係者との連携など、子どもの教育支援を考える必要が出てくる。当事者については、親同士のつき合いで躓くことが多いので、経験のある人生の先輩として専門家が相談に乗ったりアドバイスする必要がある。子どもへの支援の重要性は、発症危険年齢となる思春期・青年期により高まる。いわゆるスキゾイド気質で仲間とのつき合いが難しかったりする子が一部におり、その中で帰属集団からの逸脱行動が見られるなどして、発症に至る場合がある。こうしたリスクの高い子どもへの支援については、多くの先駆的な研究があるが、残念ながらわが国においては、実践は端緒に就いたばかりであり、実際には何らかの体系的・制度的な支援はないものと今のところは考えて、身近な関係者がサポートしていかねばならない。やはり学校関係者とのサポートネットワークづくりが効果的と思われる。

統合失調症を持つ人にとって、思春期の子どもが自我を確立しはじめ、親に対抗しながら依存していくこの時期は、どう親としてふるまうべきかわからず、混乱したり、親として機能しなくなることも見られるので、やはり子育てについて丁寧に相談に乗っていくことが必要になる。これまでは地域の保健師さんなどがよい相談相手であったように思うが、今後どのような専門家がこうした役割を担うか真剣に考えていかなければならないし、次世代の心の健康を守る大切な課題である。

いずれにしても、子育て支援は面接室の中だけでできることではない。周囲の支援者とつながって、実際はソーシャルワーカーなどに動いてもらいつつ、配偶者など、当事者の面接に同伴する人に、うまく周囲の支援が使えるように情報を伝えたり、そうした支援のネットワークの中での当事者の気持ちをよく聞くようにする。

6 一人暮らしの支援

仕事をして収入を得て、といっているともう中年になってしまうし、仕事の負担だけで結構大変なので、親元を飛び出して一人暮らしを始めることはなかなかできない。親の側からも、支持的で接し方の上手な家族であると、トラブルもなく負担ではないし、心配だからとずっと同居のままで生活している。わが国の今の社会状況では、子どもが晩婚化し、そもそも結婚しない人が増えていることも影響しているだろう。子どもが原家族から自立することが成長の達成課題である欧米とは明らかに違う。そのため親が高齢になってきたときに、親も当事者も「親亡き後」を心配するようになる。どこの家族会でも「親亡き後」は大きなテーマになっている。彼・彼女が欲しい、結婚したいなど切実な思いがないと、当事者の動機が乏しく、料理や洗濯を習う、年金申請書を自分で出しに行くなども、親に言われればやる、ということが多い。当事者に聞けば、皆「親亡き後」を心配しているが、具体的な準備が難しいことには、認知機能障害や陰性症状も関係しているだろう。親に家族会などで勉強してもらい、年金の管理を当事者に任せる、通院や薬の管理を自分でしてもらうなど、家族が背中を押していくことを勧めている。当事者が面接で一人暮らしの不安を語ることは結構あるので、一人暮らしに必要なことで、今やれていること・やりたいと思うことを取り上げて、具体的な準備を一緒に考える。しかしこれを親によく伝えないと、親が代わりにやってしまうのでは何にもならない。

実は一人暮らしの準備で大切なのは、家族以外の人の支援を受ける経験である。家族以外の人に相談したり、仲間の中に入って一緒に楽しむことができていると、「親亡き後」の支援を受け入れやすい。訪問サービスも家庭の中に支援者が入ってくる体験であるから、よい準備になる。逆に親の腕の中だけで生活している人は、いざというときに苦労することになる。面接でも機会があれば、誰か他人と触れ合う機会がないかを話し合ったりする。金銭管理も実際に経験しないとなかなか現実的な感覚が身につかない。親元で暮らして、障害年金をお小遣いにしている人は独身貴族といえるし、必要なときだけ親からお金を渡される人は、計画的な使い方や、まとまった金額を必要なときに使う経験ができない。家族が面接に来られたときなどに、金銭管理を本人に任せることもお勧めしている。

親が当事者の障害を理解できず、「仕事が続かないのはやる気がないから」などと批判したり、こまごま指示して管理しようとしたり、当事者の問題点をあげつらうなど、いわゆる「高い感情表出」である場合には、当事者がグループホームに飛び出してきたりする。同じような体験をした仲間とつらさを分かち合うことが一番の癒しになる。面接でもそうした本人の勇気を大いに称賛する。また家族への対応の仕方を一緒に考えて、その場でロールプレイをしてみることもある。

本人の自信がなかったり、経済的な制約があったりして、家を飛び出せない場合には、家族に面接に来てもらって、まずはご意見を拝聴する。ただ、短時日で家族が変わることはないので、家族心理教育プログラムや家族会を勧める。面接で治療者が意見したり説教したりしても、その後によいことはほとんどない。当事者が多少留飲を下げてくれればよいが、そこまで家族と距離が取れている人は少なく、こわごわその場で小さくなっている。もちろん当事者と二人だけの面接では、当事者の気持ちをよく聞き、つらさに共感する。「自分はだめだから仕方ない」とダメージが深い人では、回復に時間がかかる。迫害的な体験症状が重なっている人もいる。家庭の外で仲間から対等に扱ってもらうなど、実生活の体験ができるように支援し、それを面接で取り上げて評価することを繰り返していく。

グループホームでしばらく生活し、家族と距離をとる生活をして、お互い納得してまた一緒に住み始める人もいるし、仕事に挫折したときに家族から声がかかってまた同居生活にもどる人もいる。それだけ家族の絆は深いわけで、安易に家族を批判したりはできない。

7 長期的な見通しを話し合う

統合失調症は長期にわたる慢性疾患であるので、ことによれば一生涯つき合わねばならない。そして日常生活にもさまざまな障害と制約が出てくることについて、いつ、どのように本人や家族は向き合っていくのだろうか。このことはしばしば、「いつまで薬を飲むんですか」「自分はもう治っています」「病気じゃないと思う」といった発言によって表明される。こうした場合に、面接の場で統合失調症という疾患の持つ特質を、わかりやすく、脳科学の視点から伝えていくことは、心理教育の考え方と技術の普及によって、広く行われるようになった。薬物療法も、その副作用に治療者の側もより敏感になり、生活に支障の出ない飲みやすい薬を選択していくことを、治療者は以前よりもずっと行うようになったと思う。

また発症や再発の契機となる人生の躓きについて、深く共感する態度が治療者には求められる。病識が不十分だと治療者が感じるときに、このことを思い出す必要があるし、逆に十分に病識がないことによって、苦悩に直面することから守られる場合もありうる。家族に対しては、大切な家族が大きな苦しみを負った悲しみに目を向けるとともに、より現世的に、経済面はじめ生活への影響があることに対しても、現実的な援助制度を示すべきである。

8 老いにつき合う

統合失調症をはじめとする重い精神障害では、平均寿命が一般人口に比してかなり短いことを先に述べたが、成人病の影響や、認知機能の早くからの低下、慢性的な運動不足や不適切な食習慣から、加齢の影響が早くから見られることが特徴である。一方で世俗にまみれていない万年青年になりやすく、老いが晩年の成熟とならずに意識されないままであるために、現実の老いへの備えがなされていない。介護保険や高齢者向けのサービスについて説明して、ソーシャルワーカーや地域の福祉事業所につないでいくが、うまくなじめないという話が聞こえてくる。もともと精神科デイケアの利用経験があったり、作業所に通所していた人は、比較的スムーズに移行できる。

面接でも、身体ケア、向精神薬の減量、一人暮らしの工夫や困難について話し合っていくことになる。どうしても孤立しがちであり、長年の習慣でそのほうが楽であれば、無理はできない。病院が唯一の外出先であることも見られる。外来に高齢者が集まるお茶会があったらよいと思う。

ある日の面接5

当事者の問題行動のために家族崩壊の危機になったケース

面接の具体的なやり取りは、筆者が経験した複数の症例からヒントを得たフィクションである。

伊藤さんは四〇代男性。一流企業で活躍していたが、三年前に統合失調症となり、長く休職している。自宅での強迫行為がひどく、妻と小学校五年生の娘にも帰宅時のシャワーや服の着替えを要求するので家族も困っているとのことであった。近頃娘が学校に行きたくないと言って自宅で過ごすことが増え、妻が心配して担任に相談していた。そのうちに娘が「お父さんと家にいるのは絶対いや。お父さんが出ていかないのなら私が家を出る」と言い出して、困った妻が相談に来た。家族全体で話し合った機会はないとのことだったので、一緒に話し合う機会を作ることにした。小学校の娘さんがいる作業療法士にも面接に一緒に入ってもらった。

面接者「今日はお集まりいただいてありがとうございます。どんなことで困っているか、お話しいただけますか?」

妻「このところ娘が学校に行かないので、私が仕事に出かけると主人と娘の二人になります。何回もトイレに出入りしたりとか主人の妙な行動を見ると娘はイライラするようで、そのうえ娘にも同じことをするように言うものですから、娘がキレてしまいます。娘が心配なので主人と別居しようかと悩んでいます」
娘「お父さん、汚いかっこうなのに私にはもっと手を洗えとかいうし。変なことばかりするから、恥ずかしい。一緒にいたくない」
伊藤さん「…………」（うつむいている）
面接者「娘さん、由香ちゃんと呼んでいい？　由香ちゃんが一番困っているみたいだから、今日は由香ちゃんが主人公で、困っていることの相談をしようね。お父さん、お母さんは保護者として参加してください。由香ちゃん、解決できたらいいなと思っていることは何ですか？」
娘「学校で仲良しだった友達が意地悪する。先生のいないところで、ほかの女の子に私の悪口を行ったり、私の筆入れを隠したりする」
面接者「そうなんだ。仲良しだった子なんだ。それはつらいよね。意地悪する友達にどう対応したらよいか考えてみようね」
皆でいじめっ子対策を考えた。作業療法士が娘さんの立場に立って、子どもらしい面白い提案をいくつかしてくれた。面接者も悪ノリして「いじめっ子の上履きにこっそり画びょうを入れる」など提案した。娘さんも面白がって対策を考えた。

面接者「いろいろなアイデアが出たね。由香ちゃんとしてはどれがいいと思いますか？」
娘「……お母さん、仕事で忙しいと思うけど、帰ってきたら由香の話を聞いてほしい」
面接者「なるほど。どうですか、お母さん」
母「そうですね、今までゆっくり話を聞いたことがなかったかもしれません」
その場で娘さんが母親に相談するロールプレイを行ったが、伊藤さんは真剣に耳を傾けており、最後に「お父さんも応援しているからね」とつけ加えた。伊藤さんが父親らしい振る舞いをしたのは久しぶりだった。
最後に全員に感想を言ってもらって締めくくったが、娘さんから「今日はみんなで私のことを考えてくれてありがとう」とはっきり感謝が述べられた。

ある日の面接6

仕事をやめさせられると訴えるケース

面接の具体的なやり取りは、筆者が経験した複数の症例からヒントを得たフィクションである。

恵子さんは四〇代女性。障害者就労で有名チェーン店のバックヤードの清掃の仕事をしている。ゆっくりだが丁寧な仕事ぶりで、店長の評価もよかった。ところがある日、店長に「私をやめさせるんですか。店長さんがそう言っている声が聞こえた」と話し、驚いた店長が臨時の受診を勧めた。

面接者「今日は急にどうしたの？」

恵子「店長さんに、私をやめさせるんですかと言ったら、病院で相談してくるようにって」

面接者「店長さんはいつも、恵子さんは仕事をよくやってくれていると言っていたけれど？」

恵子「シンクを磨いていたら、店長さんの声で、もう来なくていいよ、と言ってきた」

面接者「店長さんはいつもちゃんと恵子さんを見て話す人だから、後ろからそういう大事なことをいきなり言ってくるのは、例の幻聴さんではないの？」

恵子「本当だと思う」
面接者「ジョブコーチにもこちらにも何も連絡がないから、違うと思うけれど。そういう大事なことは店長さんはちゃんと連絡してくると思うよ。ジョブコーチに店長さんの意見を聞いてもらってもいい？　その間、休まないで出勤できますか」
恵子「わかった」

＊

翌日早速ジョブコーチを通して店長と連絡が取れ、恵子さんの仕事ぶりに変わりはなく、よくやってくれているとのことだった。そこで店長に、直接本人をほめてほしいとお願いした。

次回の面接では、店長の評価が高いことを告げ、本人は半信半疑ながらも気持ちを収めたようだった。その後も時々だが「仕事に来なくていいよ」という店長の声が聞こえるので、直接店長に確認する行動がみられた。ジョブコーチの観察で、どうも新しいアルバイトの人が入ってくると、交代させられると思うのではないか、ということだった。そのため、そうした場合には必ず店長から、引き続き仕事してくださいと声をかけてもらうことをお願いし、面接では一緒に「幻聴と本当の店長さんとの違い」について話し合った。また、そういう場合にはまず最初に面接者やジョブコーチに相談があるので、いきなり店長が言ってくることはないことも説明した。恵子さんからは、ミスしたときに聞こえてくるという気づきも出てきた。やめさせられるという本人の思い込みはだんだん減っていったが、それでもまだ出没していた。ところが、お店の広報誌に写真入りで、障害者就労で頑張っている人として恵子さんが紹介され、恵子さんの「皆さん親切で働きやすい職場です」というコメントも載った。それ以来、恵子さんから「やめさせられる」という訴えはきかれなくなった。

第7章　面接で困難を感じる場合

1　表出される言葉が少ない人との面接

自閉スペクトラム症の人でも個性や機能はさまざまだが、そもそも人に相談するという回路がない人だと、面接は五分で終わってしまう。相手が要件を伝えておしまい、という感じである。統合失調症の人では、そこまで徹底して自閉的な人は少なくとも外来に現れる範囲ではいないと思う。しかし、尋ねればごく簡単な返事はしてもらえるが、当事者からの発語がなく、会話が続かないケースは結構ある。宮内勝はその優れた面接の指南書で[*1]、「よくしゃべる主治医の患者は無口である」と端的に書いているが、けだし名言と思う。面接室で間を持たせるために、昔の精神科医はタバコを吸ったりした。もちろん現在はご法度であるけれども、相手がしゃべらないときに、こちらが間を埋めるためにしゃべるのではなく、問いを投げかけたら少し待ってみることは大切である。「最近何か変わりはありますか」「困っていることはない？」「体の調子はどう？　よく眠れる？」くらい聞いて、「特にない」という返事であれば、後は薬の調節や次回の約束をして終了する。

陰性症状が重い場合に、実は心の底に絶望感などを抱えている例がある。ある男性は、医療保護入院を経て外来を中断し、家族に連れられて受診したが、発語までに数分かかり、断片的で貧困な会話が目立った。辛抱強く本人の気持ちを尋ねる会話を毎回二〇分程度試みていたが、「自分はもう元には戻れないと思っていませんか」「何をやってもまた失敗すると思っていませんか」と尋ねるとうなずいてくれた。そのあとから、入院医療のつらい体験、何をしても楽しめない失快楽症のつらさ、自分の居場所がどこにもなく落ち着けない感覚、治らないのではという絶望感などをぽつぽつと語るようになった。陰性症状の重い人にこうした敗北主義の信念（defeatist beliefs）があることが知られている。

長く自閉的な生活をしていて、他者と共有するチャンネルが見えなくなっている人の場合には、筆者は家族から情報をもらい、本人がふだん興味を持っていること、時間を使っていることを教えてもらう。そしてスマートフォンのゲームに凝っていれば、それを見せてもらったり、上手なやり方を教えてもらう。アニメが好きであればストーリーを教えてもらう。入院中のときは一緒に散歩すると自然な会話が生まれる。こうして本人の負担が軽いチャンネルを見つけてつながっていくうちに、だんだんチャンネルが広がることがある。ただしこれは短時日には変化しないので、根気と（支援者の）時間が必要である。

2 一方的にいつまでもしゃべる人

こちらと感情や興味が共有されていないにもかかわらず、本人の考えや、場合によっては妄想を延々としゃべる人がいる。饒舌ではあるが、チャンネルがつながっていないという点では自閉的といえよう。いつも同じことを話すので、家庭でもほぼ相手にされていない。デイケアなどでも疎外されてしまうので、そこではさすがに黙っている。外来ではとにかく時間が限られているので、迷惑がられる。周りに相手にしてもらえないわけで、一度はともかくも本人の話を聞いて、何を心の中に抱えているのかを理解するようにする。過去の発症時の妄想体験であったり、本人が病気と結びつけて考えている罪責的体験であったりする。「そういうことがあったんですね」と伝えるだけでも、だいぶ本人はわかってもらえそうな気持ちになるかもしれない。そのうえで、「話を毎回聞くことは時間の関係で難しいので、今日は家でどんな生活をしているか教えてくれますか」などと通常の話題を持ち込む。余裕があれば一緒に妄想の世界を探求してもよいが、精神病症状への認知行動療法の知識など、こちらに何らかの備えがないと、二人で森の中をさまよう羽目になる。いずれにしてもまずは相手の話をしっかり受け止めないと、その先には進めない。

コミュニケーションの練習のときに、会話のキャッチボールという言い方をするが、実際にボールを用意して、自分が話しているときはボールを持っていて、相手に問いかけたらボールを渡すという具合に、目で見える形でボールの手渡しをすると、よい練習になる。これは当事者が自分の話を聞いてもらって、自閉的な会話から相互交流の会話へ踏み出す準備ができてきたときに、役に立つ方法である。

3 病識が乏しい人

急性期の薬物療法により全般的な精神症状が改善すると、それに伴って病識の改善が期待できるが、病識の欠如が残存したり、慢性的な病識欠如が存在する例においては、現在のところ特異的な治療法はあっても効果が不十分である。しかし現実には、病識がなくとも一緒に回復へ取り組んでいかねばならない。強制的な治療の枠組みの中で、治療を望まないように見える本人と向き合っていかねばならないこともある。

急性期はストレスフルな状況にさらされて内界の混乱と外界の誤認識が起きている状態であ

り、追い詰められて救ってくれる人も手立てもないなど「破局的な世界観」を持っていることが多い。なぜ混乱が起こっているか、本人の視点から一緒に眺めてみることは、治療同盟を形成する上でよく勧められるが、本人が体験を外から眺める視点を提供することにも役立つ。そして、それが周囲と共有できないいらだちについて共感する。どのようにして「破局」したかという本人の「物語」に耳を傾けることは、治療の始まりでもある。

一歩進んで、そうした混乱がどのような脳機能から派生しているかわかりやすく説明し、極度の過労や孤立による心理的な不安状態では誰でもそうした混乱が起こりうるとの説明は、受け入れられやすい。家族や関係者には、幻覚や妄想の成り立ちについて詳しく説明する。投薬はそのものの薬理効果だけでなく、まずは休養の処方箋となる。統合失調症であることの説明は、処置についての医学的な背景を少しでも知ってもらうためだと筆者は位置づけている。その際にどのような精神障害への認識や治療の希望を持っているかよく聞く。

初期の段階から、「一生薬を飲む必要がある」などの悲観的な予後を伝えることの有害さを再度強調しておきたい。絶望感から治療そのものを否認してしまうことが起こることもある。

リハビリテーション期に、できれば集団での心理教育プログラムによって、疾病の成り立ち、経過、治療などを一般的な知識として知ることは、回復の道しるべとなる。体験を語り合える仲間ができ、少しでも自分なりの生活を取り戻すための活動にチャレンジし、成功体験をささやかながらも持つことが、統合失調症という破局的な体験を主体的に受け止めていく契機になる。面接では、一般的な知識を当事者に当てはめて一緒に検討することができる。その両輪で疾病理解がその人のものになる。

認知機能障害など、「できていたことができなくなる」障害認識は、多くの若者にとって難題である。それに逆らって服薬を中断したり、力を振り絞ってもともとの目標にチャレンジすることは残念ながら再発のリスクを高める。自分なりの生き方を見つけ出していくために、モデルとしてのリカバリーしていく先輩や、自分なりの成功体験が求められる。「普通の生活をしたい」と言いつつ、薬をやめたいと願う若者の心は、「正常」なものだと筆者は感じている。

思春期の個体の価値観を確立する時期にすでに発症しているなど自我が脆弱な例では、「世間の価値」に抗して自分なりの価値観で精神障害を受け止めることは、かなりの大仕事である。親をはじめとする家族の精神障害観・人生観や価値観の影響も大きい。自分なりの価値観は、社会での生き方をゆっくり見つけていく中で、徐々に醸成されるものだと思う。

統合失調症がネガティブなラベルであれば、誰も引き受けたいと思わないだろう。病識問題を考えるとき、社会の中で精神障害をどう受け止めていくかも専門家は考える必要がある。統合失調症の病識欠如は、神経認知機能の障害、社会脳の障害、自己認識の障害、メタ認知機能の障害などを基盤にしているが、[*2] それだけではなく、統合失調症に関する誤った知識や偏見やそれに基づく周囲の風評、病状が悪化したときの当事者の意思に反した治療の経験などが、統合失調症を受け入れがたいものにしている。また、統合失調症はかつては「出立の病」と呼ばれていたように、少年から青年へと変化する年齢で、社会で自分らしい何らかの生き方を見出していく必要にせまられる時期に発症するのが通例であるが、青年らしい野望をもって無理な挑戦をしたり、自分の生き方を確立できないで周囲に合わせて生きているうちに発症することが多い。こうした場合には、その人にとって統合失調症は大きな人生の挫折であり、自分は二度と取り返しのつかない瑕疵を抱えていると思い込んでしまう人も多い。「もし心の病気だったら、もう立ち直れないと思っていませんか」「病院に来るということは、人生の負け組だと感じていませんか」と尋ねると、うなづく人が多い。こんな時期に、ピアスタッフの話を聞いたり、通院の行き帰りに、わいわい元気にしているデイケアグループを見聞きする機会があるとよい。

4 治療者が共感できない人・「嫌いな人」

筆者は母親でもあるので、子どもへの理不尽な虐待を聞くとどうしても嫌悪感が先に立つ。

その場合には、虐待している当事者の幼児体験を聴いていくと、その人の見ている世界が見えてきて、なるほど子どもを思わずたたいてしまったりするんだ、とわかってくる。それでも心から共感することが難しいときには、仲間のスタッフに話を聴いてもらうことも役立つ。特に先輩の体験談は効果がある。

性的違和も共感しづらく苦労した。こちらは実際に受け持ちとなって、何がつらいか、どんな苦労があるかをよく聞いているうちに、理解できるようになった（理解と書いているので、感情移入はまだ難しいのかもしれない）。

失敗もたくさんした。ある境界性パーソナリティ障害の人が鬱になり、パートナーの献身的なサポートで何とか生活していた。そしてそのパートナーがいかに素晴らしいかという話をたびたび聞いていた。ところが、新しいパートナーができてすっかり元気になり、見違えるようにおしゃれをして来院して、実はこれまでのパートナーが実にひどい人であったという話をした。筆者は驚いてしまい、前のパートナーの献身ぶりをいくつか指摘した。筆者は憤慨して、一般的な常識で指摘してしまったのである。そのために当事者は怒って筆者を見捨てる挙に出た。そこで治療は中断してしまった。しかしいまでも同じ状況になったら、義憤を抑えられないかもしれないし、それは当事者にとっては自分が非難される体験である。筆者の修行が足りないのだろう。

どうしても好き嫌いの感情は出てくる。苦しい中で懸命に生きていることにリスペクトの気持ちが自然にわいてくる人もいるし、何かイライラして不快な感情がわいてくる人もいる。筆者はどうも女性の当事者には共感しやすく、若い男性で訴えが多い人は苦手で、しがみつかれるように感じると不快になってしまう。そうした自分の感情を仲間に聞いてもらったり、場合によってはスーパービジョンを受けることが役立つが、現状ではそうしたサポートはなかなか受けられない。相手へのネガティブな気持ちが面接に影響を与えていると感じることがある。相手もそれを感じ取って、面接のやり取りが治療と反対方向に向かってしまう。ほめられたことではないが、「あなたの症状についてあまり経験がないので、もっとよい治療をしてくれる人を紹介したい」と伝えて、転医を勧めることも考えてよいかもしれない。そこまでの状況でなければ、しばらくの間面接を短く切り上げて体勢の立て直しの時間を持つこともある。幸いにして、筆者にとって統合失調症の人でそうしたネガティブな気持ちを治療者に引き起こす人はまれである。

5 治療者への恋愛感情

若い治療者は恋愛感情を持たれることは結構あると思うし、治療者も知らず知らずに相手に好意を持って、面接が長くなったりすることも起こる。統合失調症の人はそうした感情を言葉で表現することは少ないので、「私は結婚しています」などと言明する機会がなかなか得られない。統合失調症の面接では肯定的な感情を基盤にすることが望ましいので、ほのかな好意くらいであれば、気づいてもそのまま表に出さないで治療を続ける方が無難である。面接室から出てくるのを待っているなど、実際に接近しようとする行動があるときなどは、もちろんしっかり治療の枠組みを伝えて制止する。また一人で抱えないで、治療チームに報告するのが鉄則である。治療者のほうはそれでも専門家としてどう対処するかを学習してきているが、当事者は混乱することもあるので、しっかりと治療としての枠を示しておく。

医師、心理士、看護師など、それぞれの職業倫理に従えば、当事者の好意に面接以外の場で応えることは禁止されている。それでも不祥事が告発されたりする。職場で専門家同士が率直に話し合えることが必要であり、面接の場でのやりとりは、カンファランスで検討するなど治療チームで共有し、密室にしてしまわない治療構造を作る努力が求められると思う。

6 他罰的な人・攻撃的な人

何かもめごとが起こったときに、周囲が悪いと思い込む人は、集団の中でうまくいかないことが多い。そう考える傾向はもちろんその人のこれまでの成育歴や人格傾向などから培われたものだろう。統合失調症の人では妄想的な思い込みやすさがあり、修正が効きにくい。十分に吟味せずに結論を出す傾向は、第5章で述べた「結論への飛躍(Jumping to conclusion: JTC)」であり、妄想的な確信を持ちやすい傾向とつながっている。[*3] 本人の視点に立って、どうしてそういう結論が出てくるのかをまずは一緒に考えてみる。時間がないときは、こちらも反対の根拠をすぐ話したくなるが、まずそれは成功しない。そういう状況では本人は孤立無援であることが多いので、本人の苦境や辛さを受け止めつつ、何か折り合いをつける見方・考え方はないか、遠慮がちに提案してみる。それで受け入れてもらえれば一歩前進だが、だめな場合には無理をしない。明らかに被害的な妄想とつながっていると思われるときは、持続的なものであれば同じように検討できるが、病状の悪化と思われるときには、本人のつらさを支えつつ、長く話し合わないで薬物療法の工夫や休養を考える。

面接室で治療者への攻撃的な言動があるときには、まず病状の悪化を疑う必要がある。統合失調症の人は怒りや恨みなどの生々しい感情を表出することは少なく、内部の圧力が高まって爆発的に表出されるときには、危機的な状況である。[*4] 言葉で争わず、少しでも本人の激しい気持ちが収まるように、よく言い分を聞きつつ穏やかな言葉かけをし、面接を切り上げて休んでもらう。頓服も有用である。持続的に治療者に何らかの怒りを向けてくることもあるが、そのことの正当性を理屈で話し合ってもうまくいかない。本人が理不尽な扱いを受けた、または貶められたと感じていることがあるはずで、それもしばらくは我慢していて突然表出することがある。日頃から感じたことを治療者と対話できればこういうことは起こらないが、統合失調症の人はネガティブな感情を認識したり表現することが苦手であり、なかなかできない。この場合も、本人の言い分をよく聞くことがまずは第一歩である。「なるほど、それは嫌な気持ちになりましたね」というところまでいけば、ほぼ問題は解決している。

被害的になりやすく、その結果攻撃的になりやすい人では、第5章と第6章で述べた持続症状への認知行動療法が役立つ。

7 自責的な人

筆者の外来に通院している人で、「私が病気になったせいでお父さんもお母さんも苦労して早死にした」といつも言っている人がいて、そのあと必ず体のあちこちの痛みを訴えていた。気の毒に思い、「ご両親が大変心配されたのは事実だけれど、それは愛情のある親は皆そうだし、特別にあなたが親に負担をかけたとは思わない」と話しても本人は受けいれようとしなかった。毎回そうなので、こちらもだんだんつらくなってくる。もちろん本人は意識していないが、自責的な言動で相手の支援を引き出しているようにも見え、見ようによっては卑屈なかかわり方なので、だんだん周囲も嫌になってしまう。面接室の中だけでこうした傾向を変えることは難しく、仲間に認められたり一緒に楽しい経験をしたりする中で、孤独感が癒されると、少しずつ自然なかかわりが出てくるように思う。家族会でほかの親の気持ちや意見を聞く中で、もう少し親の気持ちを客観的にみられるようになることもある。

若い頃の過ち（万引き、電車での痴漢行為など）をずっと引きずって、自分は罪深いと思い込んでいる人もいる。精神科の病気になったことで一生取り返しのつかない人生になった、と思い込んでいる人もいる。こうした思いはなかなか話されないが、治療者を信頼するようになると、堰を切ったように話しだすことがある。こうした思い込みは精神疾患へのスティグマが絡んでいることがある。周囲とのつき合いにも臆病で、迷惑をかけたのではないかとすぐ引っ込んでしまう。こういう人もまた、面接で本人の思いに耳を傾けることは大切だが、なかなかそれだけでは変わってくれない。リアルワールドでのよい体験が必要である。

病状が悪化して、「自分の過ちのせいで大地震が起こった」「罪を償うので自首します」などと自罰的な妄想に陥ることがある。もちろん薬物療法が必要だが、突然に自傷行為や自殺企図が起こることもあるので、入院も視野に入れておく。

8 丁寧に答えたい質問

当事者から「なぜ自分は統合失調症になったんでしょう」「いつまで薬を飲んでいないといけないですか」などと切実な質問を受けたり、家族から「病気は治るんでしょうか」「いつになったら仕事ができるようになりますか」などと尋ねられたりすることがある。こうした質問は、尋ねる人の深い思いがこもっているので、丁寧にこたえる必要がある。拙著で恐縮だが、よく聞かれる質問六一項目について、筆者なりの答えを書いたので[*5]、参考にしていただけたらと思う。

あとがき

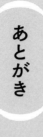

本書に最後まで目を通していただいて、ありがとうございました。
明日からの仕事に何かお役に立てそうでしょうか。

＊

筆者は執筆しながら、駆け出しのころから今に至るまでの個人面接のあれこれを思い出していました。最初に一人で面接を行ったのは、心気症の若い男性でしたが、あらかじめテキストを読んで、何度も何度も手順を頭の中で繰り返して本番に臨みました。きっと固い顔をして面接に臨んだと思うので、患者さんもずいぶん緊張したと思います。柔らかに相手の話に沿って、流れを作っていくことはもちろんできなかっただろうし、共感も上滑りしていたと思います。終わった後、結構疲れたので、患者さんもさぞかししんどかったと思います。新米につき合わせてしまい、申し訳なかったな、と思います。このケースはそれから何年も通ってくれたのですが、肝心の心気症に改善が見られず、そのために筆者も苦しんで、あれこれ論文を読んだり先輩に相談したり、努力はしましたが成果が出ず、筆者の産休で主治医交代になり、正直ほっとした記憶があります。患者さんが防衛として心気的な訴えを繰り返していたのに対して、正面切って何とかしようとしていたので、当然うまくいかなかったのだろうと思います。

もともと筆者は人づきあいが不器用で、面接も下手でしたので、おかげで（？）ずいぶん本を読んで勉強しました。その時はなるほどと思い、なんだかうまくできそうに思うのですが、いざとなるとうまくいかなくてがっかりすることの繰り返しでした。やはり実際に面接のやり取りを丁寧に振り返って、先輩からのコメントをもらうこと——つまりスーパービジョンを受けること——が一番役立ったと思います。そういう筆者が本を書いたのですから、いささか心配になった読者もおられると思うのですが、筆者と一緒に研修した仲間を思い起こすと、初めから面接が上手な人はそこで止まってしまい、悪戦苦闘する人が後々新たな道を切り開くのではないかと思っています。手前味噌かもしれませんが。

そんなわけで、筆者の悪戦苦闘が後進の皆さんの何らかのお役に立つことを願っています。特別な才能があって、素晴らしい面接を展開しているわけではまったくないので、かえって多くの人の参考になればと思っています。

患者さんとともに、少しずつ先に進んでいくことは、やりがいがある、そしていつまでも勉強の必要な、奥の深い道だと思っています。本書がそのための役に立つことがいささかなりともあるとしたら、筆者の望外の幸せです。

雨が新緑を濡らす静かな日曜日に。

池淵恵美

文献

この本を手に取ってくださった方に

＊1　池淵恵美「統合失調症の長期予後」「精神神経学雑誌」（印刷中）

第1章　基本となる考え方

＊1　池淵恵美『こころの回復を支える 精神障害リハビリテーション』医学書院、2019 年

＊2　Watzke, B., Rüddel, H., Jürgensen, R. et al. : Effectiveness of systematic treatment selection for psychodynamic and cognitive-behavioural therapy: randomised controlled trial in routine mental healthcare. *British Journal of Psychiatry, 196,* 96-105, 2010.

＊3　臺弘・編『分裂病の生活臨床』創造出版、1978 年

＊4　浦河べてるの家『べてるの家の「当事者研究」』医学書院、2005 年

＊5　池淵恵美「「陰性症状」再考――統合失調症のリカバリーに向けて」「精神神経学雑誌」117 巻、179-194 頁、2015 年

＊6　Turkington, D., Kingdon, D., Tuener, T. : Effectiveness of a brief cognitive-behavioral therapy intervention in the treatment of schizophrenia. *British Journal of Psychiatry, 180,* 523-527, 2002.

＊7　宮内勝『分裂病と個人面接』金剛出版、1996 年

＊8　安西信雄・宮内勝・平松謙一・他「大学病院における Day Hospital――その役割と可能性」「臨床精神医学」10 巻、285-293 頁、1981 年

＊9　太田敏男・亀山知道・平松謙一・他「デイ・ホスピタルにおける治療システムと治療過程――生活臨床と治療共同体の統合の試み」精神療法、6 巻、354-365 頁、1980 年

第2章　初診時や初診後間もない頃の面接

＊1　Young, A. S., Grusky, O., Jordan, D. et al. : Routine outcome monitoring in a public mental health: the impact of patients who leave care. *Psychiatric Services, 51,* 85-91, 2000.

＊2　池淵恵美・初瀬記史・江口のぞみ・他「外来患者に生活支援・ケアマネジメントサービスはどの程度必要か――精神科初診患者の全数調査」「臨床精神医学」43巻、1063-1074頁、2014年

＊3　米国精神医学会（日本精神神経学会・監訳）『米国精神医学会治療ガイドライン 精神医学的評価法』医学書院、2000年

＊4　松原良次・大宮司信「外来初診時」「精神科臨床サービス」1巻、376-379頁、2001年

＊5　中井久夫「薬物使用の原則と体験としての服薬（解説）」「治療の聲」1巻、185-214頁、1998年

＊6　Van Os, J., Altamura, A. C., Bobes, J. et al. : Evaluation of the Two-Way Communication Checklist as a clinical intervention. Results of a multinational, randomised controlled trial. *British Journal of Psychiatry, 184,* 79-83, 2004.

＊7　池淵恵美「「陰性症状」再考――統合失調症のリカバリーに向けて」「精神神経学雑誌」117巻、179-194頁、2015年

第3章　外来で急性期を乗り切る

＊1　Ariety, S.（殿村忠彦・笠原嘉・監訳）『精神分裂病の解釈Ⅰ・Ⅱ』みすず書房、1995年

＊2　Tarrier, N. : An investigation of residual psychotic symptoms in discharged schizophrenic patients. *British Journal of Psychiatry, 26,* 141, 1987.

＊3　Romme, M. A. J., Escher, A. D. M. A. C. : Empowering people who hear voices. In: G. Haddock, P. D. Slade (Eds.). *Cognitive-Behavioural Interventions with Psychotic Disorders.* Routledge, pp.137-150, 1996.

＊4　浦河べてるの家『べてるの家の「当事者研究」』医学書院、2005年

＊5　向谷地宣明「当事者研究――自分自身で、ともに」「精神科臨床サービス」10巻、531頁、2020年

*6　Birchwood, M. J., Chadwick, P. D. : The omnipotence of voices: testing the validity of a cognitive model. *Psychological Medicine, 27*(6), 1345-1353, 1997.

第4章　入院時の面接

*1　大森一郎・結城直也・宮田洋志・福田正人「入退院時」「精神科臨床サービス」1巻、386-392頁、2001年

*2　後藤雅博・編『家族教室のすすめ方――心理教育的アプローチによる家族援助の実際』金剛出版、1998年

*3　池淵恵美「「陰性症状」再考――統合失調症のリカバリーに向けて」「精神神経学雑誌」117巻、179-194頁、2015年

*4　私信

*5　臺弘『分裂病の治療覚書』創造出版、1991年

*6　池淵恵美「統合失調症の「病識」を再考する」「精神医学」63巻、395-414頁、2021年

第5章　リハビリテーション期の面接

*1　池淵恵美『こころの回復を支える 精神障害リハビリテーション』医学書院、2019年

*2　Liberman, R. P.（西園昌久・総監修／池淵恵美・監訳）『精神障害と回復――リバーマンのリハビリテーションマニュアル』星和書店、2011年

*3　Liberman, R. P.（池淵恵美・安西信雄・佐藤珠江・川室優・訳）『症状自己管理モジュール』丸善出版映像メディア部、2013年

*4　池淵恵美・中込和幸・池澤聡・他「統合失調症の社会認知――脳科学と心理社会的介入の架橋を目指して」「精神神経学雑誌」114巻、489-507頁、2012年

*5　Roberts, D. L., Penn, D. L., Combs, D. R.（中込和幸・兼子幸一・最上多美子・監訳）『社会認知ならびに対人関係のトレーニング（SCIT）治療マニュアル』星和書店、2011年

*6　Liberman, R. P., Derisi, W. J., Mueser, K. T.（池淵恵美・監訳）『精神障害者の生活技能訓練ガイドブック』医学書院、1992年

*7　池淵恵美「統合失調症の人の恋愛・結婚・子育て支援」「精神神経学雑誌」117巻、910-917頁、2015年

第6章　維持期の面接

＊1　池淵恵美「統合失調症の長期予後」「精神神経学雑誌」（印刷中）

＊2　Tiihonen, J., Tanskanen, A., Lic, P. et al. : 20-year nationwide follow-up study on discontinuation of antipsychotic treatment in first-episode schizophrenia. *American Journal of Psychiatry, 175,* 765-773, 2018.

＊3　Wunderink, L., Nieboer, R. M., Wiersma. D. et al. : Recovery in remitted first-episode psychosis at 7 years of follow-up of an early dose reduction/discontinuation or maintenance treatment strategy: long-term follow-up of a 2-year randomized clinical trial. *JAMA Psychiatry, 70*(9), 913-920, 2013. doi:10.1001/jamapsychiatry.

＊4　Kuipers, E., Yesufu-Udechuku, A., Taylor, C. et al. : Management of psychosis and schizophrenia in adults: summary of updated NICE guidance. *BMJ, 12,* 348-352, 2014.

＊5　池淵恵美「統合失調症の人の恋愛・結婚・子育ての支援」「精神科治療学」21巻、95-104頁、2006年

＊6　池淵恵美「精神障害者の恋愛・結婚・子育てをめぐる障壁」「精神科臨床サービス」13巻、286-291頁、2013年

＊7　池淵恵美「就労支援や結婚の場合」「精神医学」64巻、556-560頁、2022年

第7章　面接で困難を感じる場合

＊1　宮内勝『分裂病と個人面接――生活臨床の新しい展開』金剛出版、1996年

＊2　池淵恵美「統合失調症の「病識」を再考する」「精神医学」63巻、395-414頁、2021年

＊3　池淵恵美・中込和幸・池澤聡・他「統合失調症の社会認知――脳科学と心理社会的介入の架橋を目指して」「精神神経学雑誌」114巻、489-507頁、2012年

＊4　池淵恵美「統合失調症の場合（特集／Clientの発言は本音か？――ギャップの可能性を補うために）」「精神科」33巻、149-153頁、2018年

＊5　池淵恵美『統合失調症は治りますか？　当事者、家族、支援者の疑問に答える』日本評論社、2020年

〔著者〕

池淵恵美

いけぶち・えみ

元・帝京大学医学部精神神経科学講座主任教授。一九七八年に東京大学医学部を卒業し、東大病院での研修で主にデイケアでの精神障害リハビリテーションを学んだ。一九九二年四月より帝京大学医学部精神神経科学教室に勤務し、デイケアや病棟でのリハビリテーションの実践と研究に携わった。二〇一九年四月より帝京平成大学大学院臨床心理学科教授。前・日本医療研究開発機構(AMED)プログラムオフィサー。前・国立精神・神経医療研究センター理事。ほかにもSST、家族心理教育、デイケア、精神障害リハビリテーション、認知行動療法などの学会に参画している。二〇二三年四月より神経科土田病院、及び、ひだクリニックお台場に勤務。

趣味は読書、料理、花を育てること、自然の散策。二人の子どもたちがそれぞれ家庭をもって独立し今は夫との生活だが、三匹の元野良猫たちがわが家の住人になり、毎日ドタバタが絶えない。

主な著書・訳書『統合失調症は治りますか?——当事者、家族、支援者の疑問に答える』(日本評論社 二〇二〇年)、『精神障害リハビリテーション——こころの回復を支える』(医学書院 二〇一九年)、『統合失調症へのアプローチ』(星和書店 二〇〇六年)、『精神障害と回復——リバーマンのリハビリテーション・マニュアル』(ロバート・ポール・リバーマン著/西園昌久総監修/池淵恵美監訳/星和書店 二〇一一年)ほか多数。

統合失調症《とうごうしっちょうしょう》の
個人面接《こじんめんせつ》ガイドブック

2023年7月1日 印刷
2023年7月10日 発行

著者
池淵恵美

発行者
立石正信

発行所
株式会社 金剛出版
〒112-0005
東京都文京区水道1丁目5番16号升本ビル二階
電話 03-3815-6661　振替 00120-6-34848

装幀 戸塚泰雄（nu）／カバーイラスト 花松あゆみ

印刷・製本 音羽印刷株式会社

ISBN 978-4-7724-1974-1 C3047